DAS GEHEIMNIS DES VOLLEN HAARES

LANOO (Christian Anders)

IMPRESSUM

Schriftsatz und Gestaltung: Elke Straube
Zeichnungen: Martina Meißner
Foto Frontcover: Marco Ziesemer
Foto Buchblock: privat, Elke Straube
Covergestaltung: Steffen Hartmann
Herstellung: Books on Demand GmbH
ISBN: 978-3-937699-42-4

Gleich zu Beginn folgendes: Die Wahrheit ist EINFACH. Das können die meisten Menschen nicht verstehen. Sie folgen darum meist Theorien, die so kompliziert klingen UND ES AUCH SIND, dass sie diese zwar nicht verstehen, sich aber wohl fühlen, ihnen zu folgen und sich zudem auch noch Erfolg davon versprechen. Dies gilt auch und vor allem für HAARWUCHSMITTEL.

Wahrheit Nummer 1:
Alle Haarwuchsmittel sind ein ausgemachter Schwindel. Wenn ich Anwalt wäre, würde ich all jene, die einem solchen Schwindel aufgesessen sind, zur SAMMELKLAGE zusammenführen und die Haarwuchsmittel-Schwindler verklagen.

Wahrheit Nummer 2:
Graue Haare, Haarausfall und Glatzenbildung sind verursacht durch VERSCHLEIMUNG DES KÖRPERS. Im Falle grauer Haare kommt noch eine weitere Komponente hinzu, die ich hier ebenfalls beschreiben werde.

Der Körper ist EIN KAMIN

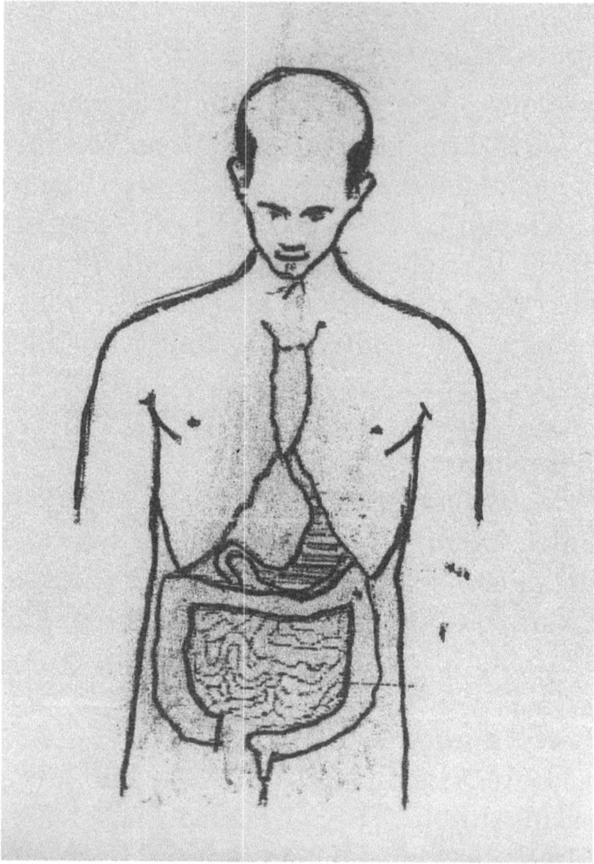

Aufsteigende, zersetzende Gase im Darm, verursacht von schlecht verdauter, ungesunder, denaturierter Nahrung, steigen nach oben bis in das Innere des Schädels, bis in die Haarwurzeln und verursachen graue oder weiße Haare oder Glatze. Die Reihenfolge dieser Symptome ist unterschiedlich und hängt vom allgemeinen Verschleimungszustand des Körpers ab.

Details zur Entstehung von Haarausfall und Glatze

Der den Kopf füllende Schleim, also die bereits erwähnte Verschleimung, verstopft die Poren der Kopfhaut und hindert das Haar am Wachsen. Kein Mittel der Welt kann dies verhindern, und dennoch KANN man es verhindern. Doch dazu später. Wir wollen uns zunächst mit den URSACHEN von grauem Haar, Haarausfall und Glatze befassen. Dann verstehen wir auch die notwendigen Maßnahmen zur Beseitigung dieser Ursachen, und dann versteht der Leser, warum ich mit 70 Jahren und ohne Fotoshop noch VOLLES Haar habe und er vielleicht nicht. Und selbst wenn ER volles Haar hat, dann weiß er jetzt WARUM.

Was ist eigentlich Haar? Haar ist ein ORGAN, ein nach außen angelagertes, aber INNEN verbundenes ORGAN des Körpers. Die Aufgabe des Haares ist es, den Kopf zu schützen und seine Wärme zu regulieren. Der menschliche Körper ist ein Kamin, dessen „Rauch" bzw. in dem Falle Körperausdünstungen sich nicht nur durch After und Mund und alle anderen Körperöffnungen verflüchtigen, sondern auch durch die Poren der Haut und damit ebenfalls durch die Poren der Kopfhaut. Diese durch die Kopfhautporen austretenden Ausdünstungen bzw. Gase passieren dabei natürlich auch die Kopfhaare, berühren sie und beeinflussen deren Struktur. In welcher Weise? Sie BLEICHEN zum Beispiel die Haare und machen sie grau und / oder weiß. Wie geschieht das? In gleicher Weise, wie wir beim Friseur unsere Haare bleichen lassen, nämlich z. B. durch Schwefelwasserstoff, welcher durch gestörte Verdauungsvorgänge im Körper entsteht, vom Inneren unseres Körpers durch die Kopfhautporen ausdünstet und das Haar buchstäblich grau bzw. weiß FÄRBT bzw. zersetzt, wie das auch der Friseur, allerdings Wasserstoffperoxid verwendend, mit dem Haar der Kunden auf deren Wunsch macht.

Die Wahrheit ist einfach. Hätte der Leser gedacht, dass sie SO EINFACH ist? Also weiter: Wodurch und warum entstehen diese das Haar ätzenden und „färbenden" Gase in unserem Körper und verschleimen ihn? Durch die NAHRUNG, die wir in unseren Körper aufnehmen. Wenn wir SCHLEIM VERURSACHENDE NAHRUNG zu uns nehmen, dann verursacht das Fermentierung und Fäulnis im Körper, dies wiederum setzt ätzende Gase frei, diese wiederum „färben" das Haar grau bzw. weiß. Wie gesagt: KEIN HAARWUCHSMITTEL DER WELT kann das verhindern. Nur EINES hilft: Das rechte Wissen um Ursache und Wirkung und dann entsprechendes Handeln. Dazu kommen wir gleich. Der Leser möge sich gedulden. Zunächst verbleiben wir noch etwas bei den Ursachen.
Das Essen von VERSCHLEIMENDER NAHRUNG führt also zu Bildung von ätzenden Gasen im Körper, welche durch die Kopfhaut austreten und die vorhandenen Haare grau oder weiß färben.

Wie kommt es nun zu GLATZENBILDUNG? Diese wird verursacht durch EXTREME Verschleimung im Körper UND im Kopf bzw. im Schädelinneren. Dadurch legt sich der Schleim von innen vor die Poren, blockt das Haar ab und entzieht den Wurzeln auch die nötige Nahrung, um wachsen zu können.

Wir fassen zusammen:

Haarausfall und Glatzenbildung werden verursacht durch VERSCHLEIMUNG des Körpers.
Graue und weiße Haare aber sind verursacht durch FERMENTIERUNG von denaturierter aufgenommener Nahrung in Darm und Bauch, welche ätzende Gase im Verdauungstrakt bildet und bei Austritt durch die Poren, unter anderem durch die Poren des Kopfes, graues und weißes Haar verursacht. Dies gilt natürlich für die GESAMTE Behaarung des Körpers, also auch für die Schambehaarung, die dann auch grau oder weiß wird, eben aus demselben Grunde.

Was ist nun zu tun?
ENTSCHLEIMUNG des Körpers ist die Antwort. Verschwindet die Verschleimung, kann das Haar wieder wachsen. Ganz einfach. ES IST so einfach. Die Wahrheit ist EINFACH.

WIE können wir nun unseren Körper ENTSCHLEIMEN? Nun, unser Körper wurde verschleimt durch vielleicht jahrzehntelange FALSCHE Nahrung bzw. Ernährung und muss wieder ENTschleimt werden durch RICHTIGE Nahrung bzw. Ernährung.
Was ist falsche Nahrung, und was ist richtige Nahrung?
Was ist richtige Ernährung, was ist falsche Ernährung?

FALSCHE VERSCHLEIMENDE NAHRUNG

1. Weißmehl und Weißmehlprodukte
2. Weißer Reis
3. Alle Fertiggerichte
4. Stark Eiweißhaltige Nahrung
5. Mikrowellen Popcorn
6. Alle Wurst- und Fleischwaren (wegen der darin enthaltenen Nitrite)
7. Alle GLUTEN enthaltenden Lebensmittel
8. Alle Protein- und Energieriegel
9. Süßstoffe, Zucker und alle Zucker und Süßstoffe enthaltenden Nahrungsmittel
10. Alle Softdrinks
11. MILCH (ist der größte Verschleimer)
12. Kaffee
13. ALKOHOL
14. TABAK

RICHTIGE UND GESUNDE, WEIL SCHLEIMFREIE NAHRUNG

Zuvor noch folgendes: Die meisten TIERE wissen noch, wie man sich gesund ernährt, die meisten Menschen wissen dies NICHT. Warum? Weil der Mensch seinen INSTINKT für gesunde Ernährung verloren hat.

Der Leser möge bedenken: JEDE Krankheit - und Haarausfall sowie graue Haare und Glatze SIND eine Krankheit - wird immer verursacht durch Abfall, Schleim und Gifte im Körper. Wir müssen dem Körper die Möglichkeit geben, diese Gifte und Verschleimung AUSZUSCHEIDEN, damit er wieder gesund wird. Dann wachsen auch die Haare wieder.

GANZ WICHTIG ist es, diesen Prozess der Entschleimung einzuleiten mit einer HEILFASTENKUR und DANN NIE MEHR das Falsche zu essen. So habe ICH es einmal pro Jahr zehn Jahre lang gemacht. DARUM sind meine Haare noch voll und schön, OBWOHL ich mich selbst NICHT immer nach dem richte, was ich hier vorschlage. Resultat: Ich muss an den Seiten bereits meine grau werdenden Haare tönen lassen...

Das FRANZ XAVER MAYR HEILFASTEN ist es, was ICH empfehle, weil ich dessen entschleimende und kräftigende Wirkung am eigenen Leibe erfahren habe. Adressen folgen im Anhang.

Lieber Leser, wer sich WIRKLICH dazu entschließen will, die wahre Ursache von grauem Haar, Haarausfall und Glatze zu beseitigen, und wer darum von nun an DAS RICHTIGE SCHLEIMLOSE essen will, der lese das Buch "*Die schleimfreie Heilkost*" von Arnold Ehret und folge seinem Rat. Wer übrigens diesen Vorgang der Körperreinigung und ENTSCHLEIMUNG beschleunigen will, der esse nach 18 Uhr NICHTS mehr. Nun mag jemand einwenden: Ich lebe vegetarisch, tu genau das, was in diesem Buch vorgeschlagen wird und habe **dennoch** Haarausfall, graues Haar oder Glatze.

Dazu sage ich folgendes: Das ist SEHR UNWAHRSCHEINLICH, denn auch Vegetarier ernähren sich oft UNVERNÜNFTIG, indem sie zum Beispiel viel bzw. ZUVIEL Rohkost essen (oft auch vor dem zu Bett gehen) was wiederum im Bauch fuselt, oxidiert und eben die Haare durch die entstehenden Gase grau oder weiß werden lässt, vielleicht sogar eine Glatze verursacht. Extreme Rohköstler haben darum oft die gleichen Symptome wie Alkoholiker, z. B. rote Nasen, verursacht durch übermäßigen Genuss von Rohkost, welche, im Verdauungstrakt gelagert, durch Wärmeeinwirkung FUSEL erzeugt. Die oft zu schnell hinunter geschlungene und nicht genügend gekaute Rohkost bleibt zu lange im Bauch, gärt und verursacht FUSEL.

Nehmen wir nun dennoch den SEHR SELTENEN FALL an, dass jemand genauso lebt wie in diesem Buch vorgeschlagen und DENNOCH Haarprobleme hat, dann ist dies eben so, weil er bereits VERSCHLEIMT GEBOREN wurde, er also bereits verschleimte Eltern hatte. Klingt irgendwie lächerlich, ist aber so. Das ist dann sein Karma, und alles, was er tun kann, ist, es auszuleben und durch richtige Ernährung neues schlechtes Karma zu vermeiden und damit in einem nächsten Leben mit vollem schönen Haar geboren zu werden. SO antworte ich als BUDDHIST.

Seht mal ihr Lieben, volles Haar hatte ich schon vor 30 Jahren. Vor zehn Jahren war es noch genauso, nur länger.

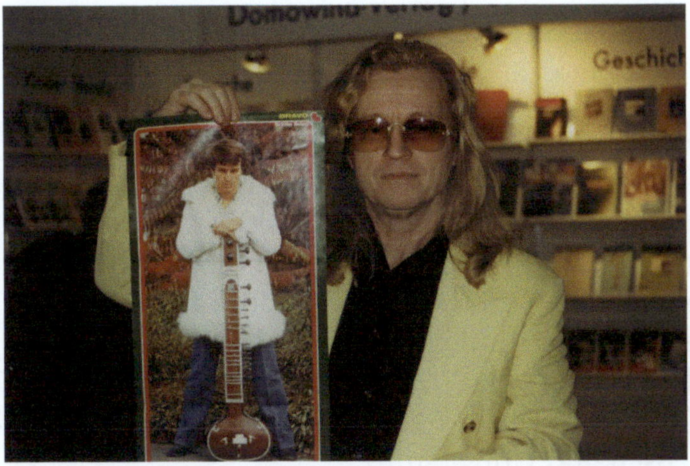

Und das ist heute...

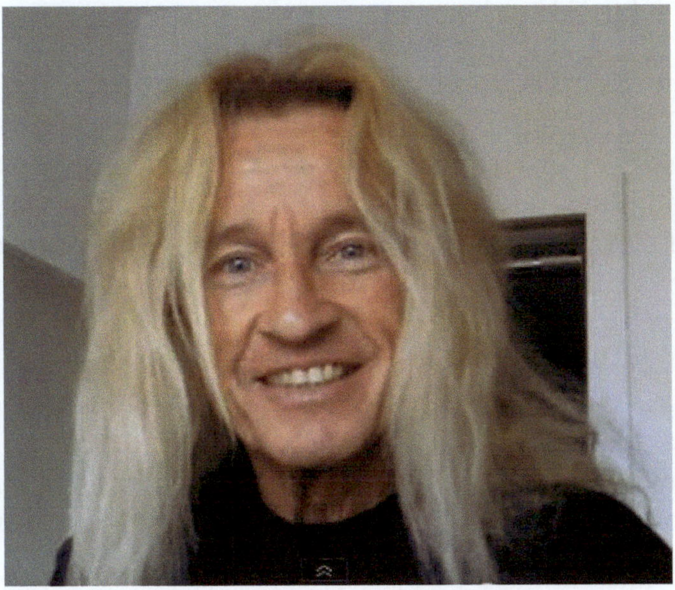

WAS soll man nun tun, wenn man krank wird? Sicherlich zum Arzt gehen, doch man möge sich auch das Folgende durchlesen.

KRANKHEITEN UND VORGESCHLAGENE MASSNAHMEN

Jede Krankheit, sei sie mental, emotional oder physisch, wird verursacht durch Missbrauch mentaler, emotionaler und physischer Energien in diesem oder einem vergangenen Leben. Oder: Jede Krankheit ist gedanken-, gefühls- oder ernährungsbezogen. Die Behandlung für die mentale und emotionale Ursache aller Krankheiten *ist „DAS BUCH DES LICHTS“* selbst, denn es lehrt Ursprung und Bestimmung von Mensch und Universum.
Ursache und Behandlung aller physischen Krankheiten werden jetzt dargelegt. Ehre sei ***dem*** *„BUCH DES LICHTS.“*

Jede Krankheit, sei es Krebs oder eine Erkältung, AIDS, Hämorrhoiden oder „nur" Glatze und graue Haare, erfordert erst und zuallererst eine **physische** Reinigung des Körpers, sowohl innerlich als auch äußerlich und dann eine radikale Veränderung der Ernährung, denn alle erkrankten Menschen haben stets eine Menge giftiger Abfall- und Schadstoffe in ihrem Blut, in den Körperzellen und dem Darmtrakt, wodurch der ganze Körper vergiftet und die Krankheit schließlich ausgelöst wird. Deshalb: Ich empfehle allen erkrankten Menschen, den Heilungsprozess mit dem folgenden Drei-Stufen-Programm zu beginnen.

Drei-Stufen-Programm

Stufe eins: Faste drei Tage. Trinke während dieser Zeit nur destilliertes Wasser und frisch gepressten Zitronensaft (auch gemischt mit heißem Wasser).

Stufe zwei: An jedem dieser drei Tage solltest du, bevor du zu Bett gehst, eine Dickdarmspülung oder einen Einlauf machen, um Abfallstoffe, die sich in vielen Jahren angesammelt haben, aus dem Darmtrakt herauszuspülen.

Stufe drei: Iss nach diesen drei Tagen für den Rest deines Lebens Obst zum Frühstück, rohes (oder leicht gedämpftes) gemischtes Gemüse zum Mittag und nur wenig Vegetarisches zu Abend (vor 18 Uhr). Noch idealer: Nimm nur einmal am Tag ein vegetarisches Mahl zu Dir, trinke nur Wasser.

Die andere (meine) Alternative, gegen die ich allerdings manchmal selbst verstoße und SOFORT den Preis dafür zahle bzw. an mir selbst feststelle: Iss nur einmal am Tag entweder einen gemischten Obst- oder Gemüsesalat (gemischt mit Stücken roher Kartoffel) oder einen grünen Salat mit Tomate, Zwiebel, Knoblauch usw. Und iss zum Frühstück oder Abendessen (wenn überhaupt) einige Mandeln. Trinke nur frisch gepresste Obst- und Gemüsesäfte oder einfach Wasser. Iss niemals Obst gemischt mit Gemüse. Iss Mandeln immer separat, niemals gemischt mit irgendetwas anderem. **Und kaue jeden Bissen mindestens 30 Mal,** bevor du ihn schluckst. Trinke nur Wasser, ausgenommen von einer Stunde vor bis eine Stunde nach dem Essen.

NOCH EINMAL!
Was du NICHT essen und trinken solltest

Gekochte Lebensmittel, konzentrierte Stärken, Zucker, alle tierischen Produkte (was natürlich auch alle Milchprodukte einschließt), Kaffee, Milch, Alkohol, alle kohlensäurehaltigen Getränke, Eis, Pfannkuchen usw. .... Ich könnte aufzählen und aufzählen, aber siehe weiter oben. Stattdessen sage ich: Iss nur Obst, Gemüse und ein paar Nüsse. Trinke nur Obst- und Gemüsesäfte und destilliertes Wasser. Iss kein Brot, nur (wenn du absolut nicht widerstehen kannst) von Zeit zu Zeit etwas Weizenbrot. Du kannst das nicht durchhalten? Dann willkommen zu Krebs, Diabetes, Hämorrhoiden usw., usw., wenn nicht in diesem Leben, dann mit Sicherheit im nächsten, denn Wiedergeburt ist eine Tatsache, glaube es oder glaube es nicht.

DER KOT DES GESUNDEN MENSCHEN
oder
Toilettenpapier ist nur für Kranke

Das folgende ist ein Thema, mit dem sich die meisten Menschen nicht auseinandersetzen wollen oder über das sie bestenfalls Witze reißen. Und doch behaupte ich, dass wir bereits am KOT eines Menschen sehen können, ob er verschleimende Nahrung zu sich nimmt oder nicht. Wer also ernsthaft nicht nur seinen Haarwuchs aktivieren, sondern auch seine allgemeine Gesundheit verbessern, will, der lese bitte das folgende. Überwinden wir uns und sprechen wir darüber.

Man bedenke: Toilettenpapier ist eigentlich das beste Indiz für eine Zivilisationskrankheit. Denn ein gesund und normal ausgeschiedener Kot oder ein normaler Stuhlgang würde kein Toilettenpapier benötigen. Ein gesunder nicht oder nur wenig verschleimter Mensch scheidet schmierfreien Kot aus. Der After schließt sich wieder nach dem Stuhlgang, und es verbleiben keine Reste. Das sieht man auch bei den meisten Tieren, wenn sie nicht schon durch ungesundes, prozessiertes Futter darmkrank geworden sind. Der exzessive Verbrauch von Toilettenpapier ist also ein Indiz dafür, dass nahezu die gesamte Menschheit bereits durch falsche, verschleimende Ernährung SCHWERST KRANK IST und entsprechenden verschmierten Kot ausscheidet, den man dann mit Toilettenpapier abwischt.

Der menschliche Darm hält einiges aus. Er ist über 8 Meter lang und hat eine Oberfläche von der Größe eine Fußballfeldes. Aber irgendwann einmal kann auch der Darm nicht mehr eine ständige ungesunde Ernährungsweise absorbieren. Er informiert uns dann unter anderem durch den Kot, den er ausscheidet.

Unser Kot oder Stuhl ist dann ebenfalls wie ein Informant. Er informiert uns über den gesundheitlichen Zustand unseres Verdauungssystems. Der Darm hat eine Peristaltik, also eine natürliche Muskelbewegung, welche die verdaute Nahrung durch den Anus aus dem Körper presst.

Gesunde und relativ unverschleimte Menschen entleeren ihren Darm 1-3 mal am Tag. Kranke und verschleimte Menschen tragen den Kot oft wochen-, ja manchmal monatelang mit sich herum. Der Darm

könnte belastungs- bzw. ausdehnungsmäßig soviel verkraften wie in 3 große Tankzüge passt. Dieser lange im Darm lagernde Kot vergiftet dann von innen her den Körper und trägt ebenfalls zu Haarausfall und Glatze bei, da er ja bleichende Gase durch den Körper NACH OBEN jagt, bis in die Haarspitzen, und die Haare wiederum somit von innen bleicht oder zur Verschleimung und damit Verstopfung der Haarwurzeln bzw. des Schädels beiträgt. Wer natürlich dauernd zur Toilette rennen muss, der hat Durchfall, welches per se ein Mittel des Körpers ist, etwas loszuwerden.
Woran können wir nun erkennen, ob wir den Kot oder Stuhl eines gesunden Menschen haben? Wir müssen ihn untersuchen.
Also dann: Ein gesunder Stuhlgang führt zu einem hell- bis mittelbraunen Kot. Ist der Kot sehr dunkel, kann das Gefahr bedeuten bzw. indizieren, dass sich Blut im Verdauungstrakt befindet. Ein blasser, blauer oder gelber Kot wird verursacht durch Leber- und Gallenblasenprobleme. Der Zustand des Kotes ist das Endprodukt unserer Ernährung. Dunkle Speisen verursachen dunklen Kot, helle Speisen hellen Kot. Es ist wohl unnötig zu erwähnen, dass falsche Ernährung auch zu psychischen Krankheiten wie Depression etc. führt. In jedem Falle sollte man bei dunklem Kot sofort den Arzt aufsuchen, und wenn dieser ein VERNÜNFTIGER Arzt ist, wird er IMMER auch ENTGIFTUNG durch Heilfasten empfehlen.

DIE FORM DES KOTES

Die Form des Kotes eines gesunden Menschen sollte als eine nicht zu feste Wurst zu erkennen sein. Dünner Kot wird verursacht durch ein nicht funktionierendes Verdauungssystem bzw. durch entsprechende verschleimende Nahrung, wie in diesem Buch benannt.

DIE BREITE DES KOTES

Wer Schmerzen beim Stuhlgang verspürt, hat einen zu breiten Kot. Dieser wiederum wird unter anderem durch Milchverzehr verursacht. MILCH IST GIFT! Siehe dazu mein youtube Video über Milch, aber auch meine Ausführungen im *BUCH DES LICHTS*.

DIE LÄNGE DES STUHLS

Wer Leber- und Gallenblasenprobleme hat, dessen Kot wird meist Bröckchen weise ausgeschieden.
Der gesunde Kot ist, wie bereits erwähnt, gut geformt und weich. Verstopfte Menschen haben einen harten, festen Stuhl.
Wessen Körper unfähig ist, der Nahrung die Nährstoffe zu entnehmen, dessen Kot hinterlässt oft fette und schmierige Spuren in der Toilette. Möglicherweise ist auch seine Bauchspeicheldrüse bereits erkrankt. In allen Fällen ist ebenfalls Heilfasten zu empfehlen.

WIE RIECHT DER STUHL?

Tja, all dies und mehr sollte man bedenken, wenn man ernsthaft daran interessiert ist, GESUND zu werden und zu leben und gesundes, volles Haar zu haben bzw. zu bekommen. Also wenden wir uns nun dem Geruch unseres Kotes zu.
SEHR unangenehm riechender Kot ist ein Zeichen

für ein Übermaß an Säure im Körper, hinweisend auf schlechte Ernährung bzw. ZUVIEL BAKTERIEN im Darm. In jedem dieser Fälle lieber den Arzt aufsuchen, der dann hoffentlich ein MAYR Arzt ist.

DEN KOT HÖREN

Ja, man kann seinen eigenen Kot hören, z.B. wie er in die Toilette plumpst. Daran kann man bereits die KONSISTENZ und DICHTE des Kotes feststellen.

DEN KOT ANFASSEN

Nun geht's ans Eingemachte. Wer fasst schon gerne seinen eigenen Kot an. Dennoch empfehle ich es. Also: Latexhandschuhe anziehen und den Kot in die Hand nehmen, etwas quetschen. Was ertasten wir? Kleine Klümpchen? Mehr Wasser trinken. Sehr wässerig? Den Arzt aufsuchen.

DER KOTBAUCH

Ein kundiger Betrachter, und umso mehr ein Mayr Arzt, kann bereits beim Anblick einer Person sehen, wie verschleimt oder aber wie gesund sie ist.
Schon Paracelsus (1494–1541) sagte: „Wie es der Hund in der Nase hat, so sollt ihr es in den Augen haben, und die Formveränderung des Leibes durch die Anatomie erkennen."
Stellen wir uns also nackt vor den Spiegel, stehen wir entspannt, keineswegs den Bauch einziehen und schauen wir unseren Bauch bzw. den ganzen Körper an. Sind wir bereits übermäßig verschleimt, dann stellen wir eine Veränderung der Bauchform fest.
Kranke Verdauungsorgane sind immer übermäßig vergrößert, was selbst bei schlanken Menschen zu

einer Verformung des Bauches bzw. des Verdauungstraktes führt.
Ein gesunder Bauch ist flach, es sei denn, es handelt sich um einen bulimischen Menschen, der unter Magersucht leidet. Wir sprechen aber hier von einem gesunden Bauch, der klein ist, überall weich, den man mit der Hand eindrücken kann, ohne dass es schmerzt, der reliefartig klar ist.

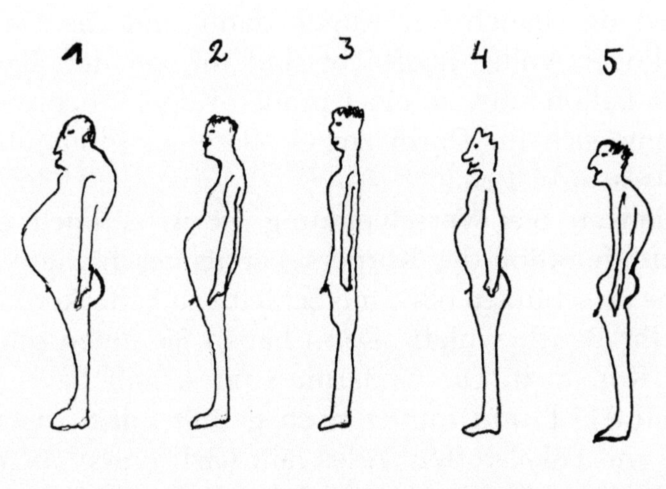

Ist der Bauch wie eine ballonartig geformte Kugel, (Illustration 1) oder hängt er wabbelnd herunter (Illustration 2), dann ist Gefahr in Verzug bzw. Gefahr bei Verzögerung der Behandlung. Ist der Bauch irgendwie hohl, verkleinert und eingezogen (Illustration 5), dann handelt es sich um einen verkrampft verengten Darmtrakt, der dies bewirkt. Die Verspannung wird verursacht durch die Zersetzungsgifte im Darm, weshalb er sich zusammenzieht und kleiner wird. Dies wiederum weist auf eine Entzündung des Dickdarmes hin. Ist der Bauch eiförmig ausgewölbt (Illustration 4), dann haben wir es mit einem Gasbauch zu tun. Die übermäßige Gasbildung in einem solchen Bauch ist verursacht durch exzessive Gärungsprozesse, welche zur Erweiterung der Darmschlinge führen. Die extreme Wölbung des Oberbauches ist verursacht durch das Gas im Bauch, welches leichter ist als Luft, also im Bauch nach oben steigt. Einiges Gas steigt bis hoch zu den Haarwurzeln und dann ... nun, das wissen Sie ja jetzt bereits.

Wird der Bauch zur Kugel, dann sind die Darmschlingen völlig überbläht und formen den Bauch zum Ballon bzw. zu einer prallen Kugel. Theoretisch könnte sich Ihr Darm zur Größe eines Einfamilienhauses aufblähen.
Bedenken Sie: Verschleimung ist u. a. auch eine Schutzfunktion des Körpers, bereits geschädigte Organe zu schützen bzw. mit Schleim zu bedecken...
Ist Ihr Bauch schlaff? Dann haben Sie einen schlaffen Kotbauch. Die Gedärme sind schlaff bzw. ERSCHLAFFT und immer noch gefüllt mit Speiseresten und Fäkalstoffen. Alles fällt nach unten ab. Warum? Weil Speisereste und breiiger Kot schwerer sind als Luft und den Bauch nach unten ziehen. Einen solchen schlaffen Kotbauch haben auch oft Menschen, die exzessiv Abführpillen etc. zu sich nehmen und so die natürliche Darmflora sowie Darmbewegung oder Peristaltik zerstört haben.
Das bringt uns zu den Entzündungen. Ein schlaffer Kotbauch wird irgendwann entzündlich. Die im Darm wirkenden Gifte und Zersetzungsprodukte reizen die Darmschleimhaut, zerstören die Darmflora, es bilden sich Entzündungen, der Darm vergiftet sich sozusagen selbst. Nun greift der Körper zum

Selbstschutz. Die entzündeten Teile des Darmes ziehen sich zusammen, der Nabelbereich ragt spitz hervor und führt zu einem harten, druckempfindlichen Bauch, dem so genannten Spitzbauch. Dies wiederum beeinträchtigt die Atmung, welche sich in diesem Falle mehr und mehr in den oberen Teil des Brustkorbes verlagert. Und so wie in Illustration 3 würde im Profil ungefähr ein gesunder Bauch eines gesunden Menschen aussehen.

Lieber Leser, ich gehe so intensiv auf die Bauchform etc. ein, weil man hierbei am Besten feststellen kann, WIE verschleimt man wirklich ist, und wie sich das auf den HAARWUCHS bzw. Haarausfall auswirkt.

Warten Sie nicht, bis Ihr Darm sich so sehr selbst vergiftet hat, dass es zu einem chirurgischen Eingriff kommen muss. ENTGIFTEN SIE SICH JETZT! Sie wollen wieder volles gesundes Haar bekommen und auch sonst wieder gesund werden? ENTGIFTEN SIE SICH JETZT. Beginnen Sie jetzt damit. Betrachten sie kritisch Ihre Ausscheidungen. Dies führt uns zum

URIN

Der Urin bildet sich in den Nieren und wird dann über die ableitenden Harnwege ausgeschieden. Alles, was für den Körper nicht mehr verwendet werden kann oder für ihn schädlich ist, wird unter anderem im Urin ausgeschieden. Ein Mensch scheidet pro Tag im Schnitt 1500 ml Urin aus bzw. entsprechend aufgenommener Flüssigkeit mehr oder weniger. Scheidet man zu viel Harn aus, kann dies auf eine unbehandelte Zuckerkrankheit hinweisen. Nachts arbeiten die Nieren besser, darum müssen vor allem

Herzkranke (wegen Einnahme harntreibender Medikamente etc.) nachts öfter die Toilette aufsuchen. Schlecht funktionierende Nieren tragen ebenfalls zur Verschleimung bei und wirken damit entsprechend auf das Haar des Menschen.

Ein Schock kann ebenfalls zum Versagen der Nieren führen. Ein Freund von mir hatte einen Unfall, wurde durch den Schock zuckerkrank und bekam noch am Unfallort (!) weiße Haare. Der Grund: Im Darm und in den Nieren entsteht durch den Schock ein derart hoher Säurezustand, der durch den Kamin des Körpers nach oben führt und die Haare weiß bleicht.
Betrachten wir weiter unseren Urin. Rote Speisen färben ihn rot, bei rotbraunem Urin ist meist Blut im Urin. Sofort einen Arzt aufsuchen. Gesunder Urin ist nahezu farblos. Hat der Urin eine bierbraune Farbe, ist gelb schüttelschaumig, dann weist dies auf eine Leber-Gallen-Erkrankung hin. Hat es sich auch da bis zu einer Entzündung entwickelt, dann stellen wir Eiterbeimengungen fest, welche trüben, übelriechenden Urin ergeben. Dies führt uns zum

GERUCH DES URINS.
Gesunder Urin riecht kaum, entwickelt einen Ammoniak ähnlichen Geruch erst nach längerem Stehen. Ausscheidungsorgane wie Darm und Blase sind an sich Muskeln. Verschleimung des Körpers führt zur Schwächung des Blasenmuskels, dies wiederum zu Schmerzen beim Wasserlassen.
Eine vergrößerte Prostata drückt die Harnröhre zusammen und führt ebenfalls zu Schmerzen beim Wasserlassen bis hin zur Inkontinenz etc., etc.

Lieber Leser, man kann es gar nicht oft genug wiederholen:
Verschleimte Eltern bekommen verschleimte Kinder. Daher finden wir bereits bei Kindern oft Haarausfall oder schütteres Haar.
Da empfiehlt es sich umso mehr, dem Kind die richtige Nahrung zuzuführen und nicht den - Tschuldigung - Dreck, den diese Konsumgesellschaft unseren Kindern aufzwingt.

DAS BLUT

Ich habe die Mayr Kur jährlich gemacht, darum sind meine Haare auch noch voll und gesund, obwohl ich nicht immer gesund gelebt habe und lebe...

Zu Beginn der Mayr Kur wird man Ihnen Blut abnehmen. Es wird meist DUNKEL sein. Am Ende der Mayr Kur wird wieder Blut abgenommen. Es ist dann ROSA, angefüllt mit Sauerstoff und frei von Schlacken. Sie sind dann ein neuer Mensch. Es gibt keinen größeren Heiler als die Natur, man muss sie nur lassen und mal NICHTS tun, nicht einmal mehr essen für eine Weile. All das natürlich unter ärztlicher Aufsicht.

WARNUNG! Ein Heilfastender, welcher fast 300 kg wog, schlich sich mitten in der Kur, nach etwa 2 Wochen strengen Fastens, hinunter ins Dorf, bestellte sich DES NACHTS eine große Schüssel Gurkensalat und verschlang sie. Sein Magen–Darmtrakt zerplatzte, er musste operiert werden und verstarb noch auf dem Operationstisch.

Ich schließe dieses Kapitel mit den Worten des französischen Arztes und Ökonoms François Quesnay:

"*Wenn wir nun den Weg überschauen, der uns alle, alle Völker, zur möglichsten Vervollkommnung des Körpers und des Geistes und dadurch aus aller Not und Friedlosigkeit zum allgemeinen Wohlstand und Frieden führen soll, so werden wir eingestehen müssen, daß die allgemeine Durchführung einer zweckmäßigen Ernährung der Menschen gleichsam das Tor bildet, das heute allein uns den Zugang zu diesem Ausweg zu gewähren vermag.*"

Es folgen nun die häufigsten Krankheiten und ihre wahren Ursachen (wenn wir einmal von Impfungen absehen). Lesen Sie dazu auch mein Buch "*DER IMPFWAHNSINN*" (s. Anhang).
Der Leser wird bald verstehen, warum es immer und nur eine Vorsichtsmaßnahme für all diese verschiedenen Krankheiten gibt, und das ist das Drei-Stufen-Programm von 1) Fasten, 2) Reinigung und 3) Änderung der Ernährung. Zunächst also die Krankheiten und darunter gleich die Maßnahmen.

ADENOIDE
Das Trinken von Kuhmilch und der Verzehr zu vieler stärke- und zuckerhaltiger Lebensmittel verursacht übermäßigen Schleim im Verdauungssystem und Abfallstoffe im unteren Verdauungstrakt. Das resultiert in Adenoiden (Polypen), also der Entzündung oder Vergrößerung der Rachenmandeln oder des adenoiden Gewebes (Drüsengewebe).
Sehr hilfreich: 3-Stufen-Programm. Empfohlene Säfte: Möhre, Möhre + Spinat.

AIDS-Esoterische Analyse
AIDS oder Erworbenes Immunschwäche-Syndrom ist eine karmische Krankheit, verursacht durch den Missbrauch sexueller Energie vor Millionen von Jahren in Lemurischen Zeiten. Lies *„DAS BUCH DES LICHTS"* und du wirst verstehen... .
Sehr hilfreich: 3-Stufen-Programm. Beende alle sexuellen Aktivitäten, einschließlich Masturbation, für den Rest deines Lebens. Lass die sexuelle Energie dich ausfüllen, die höheren Chakren öffnen und dein Immunsystem neu beleben durch nach oben steigen-

de Kundalini, die deiner Thymusdrüse neue Kraft verleiht und sexuelle Energie in geistige Lebensenergie umwandelt. OM. Egal, wie ernst dein Zustand sein mag, beginne jetzt sofort, so dass du so viel wie möglich Karma **abbauen** kannst für deine nächste Geburt...

AIDS-Exoterische Analyse

AIDS ist eine vom Menschen geschaffene Krankheit, erzeugt in Laboratorien von Leuten der Neuen Welt Ordnung und von 1978-1981 in Homosexuelle injiziert während eines Hepatitis-B-Impfstoffversuchs in New York, San Francisco, Los Angeles, St. Louis, Denver und Chicago. Parallel dazu oder vielmehr von der Mitte der 70-er Jahre an wurde das tödliche Virus Millionen von Schwarzen injiziert, und zwar durch Impfstoffversuche, die von der WHO (Weltgesundheitsorganisation) in Zentralafrika und Haiti durchgeführt wurden. Das AIDS-Virus ist eine Kombination aus Schaf- und Kuhvirus (Visna und Bovine). Es gibt jedoch bis jetzt (21. Jahrhundert) Millionen verschiedener AIDS-Viren. Der Grund dafür ist deren Fähigkeit, sich ständig neu zu reproduzieren und zu kombinieren (und jedes Mal stärker als zuvor). Es wird niemals eine Heilung durch Impfstoff geben. Ein mögliches Heilmittel: Elektromagnetische Schwingung. Bestimme die individuelle Schwingungsfrequenz des AIDS- (oder jedes anderen) Virus, wende zerstörerische elektromagnetische Schwingung an und das Virus wird zerspringen, wie ein Glas durch Schallschwingung zerspringt. Dieses Beispiel kann wörtlich genommen werden, denn beide, das AIDS-Virus und das Glas, sind von kristal-

liner Struktur. Noch einmal: Das Heilmittel für AIDS, wie für jede andere Krankheit, ist Schwingung.
Jedes Virus muss auseinanderfallen, wenn es mit der richtigen Schwingung „bombardiert" wird, so wie ein Glas durch das entsprechende Geräusch zerspringt. Ein Glas hat eine kristalline Struktur und ein Virus auch, jedes Virus. Diejenigen, die die führenden Köpfe waren bei der Vernichtung der Menschheit bzw. der Bevölkerungsreduktion durch das AIDS -Virus, wissen Bescheid über die Heilung von AIDS durch elektromagnetische Schwingung und wenden sie auch an... bei sich selbst. Andere Möglichkeiten der Bekämpfung von AIDS werden beschrieben in meinem Buch *DER MANN DER AIDS ERSCHUF* (s. Anhang).

AKNE
(Pickel, usw.)
Akne ist ein Versuch des Körpers, Verunreinigungen durch die Haut auszuscheiden. Akne ist eine der Erscheinungsformen von Hyperacidität. Verwende kein Balsam und keine Salben, keinerlei Medikamente und keine Röntgenstrahlen.
Sehr hilfreich: 3-Stufen-Programm. Empfohlene Säfte: Möhren + Spinat, Sellerie + Brunnenkresse, Pampelmuse.

ALBUMINURIE
Albumine sind jede Art komplexer Proteine, die man in Milch, Eiern, Muskeln, Blut und eventuell in Urin findet und die Albuminurie verursachen. Lösung: Keine tierischen Produkte und keinerlei Milchpro-

dukte essen.
Sehr hilfreich: 3-Stufen-Programm. Empfohlene Säfte: Kopfsalat, Kopfsalat + Möhre, Möhre + Rübe + Kokosnuss, Möhre + Rübe + Gurke.

ALLERGIE

Allergien sind ein Reinigungsprozess des Körpers. Zum Beispiel: Wenn du allergisch gegen Erdbeeren bist, dann bedeutet das, dass Erdbeeren, wenn du sie isst, Gifte in deinem Körper aufspüren.
Sehr hilfreich: 3-Stufen-Programm. Empfohlene Säfte: Kopfsalat, Kopfsalat + Möhre.

ANÄMIE

Der Verzehr von konservierten Lebensmitteln, Stärken und Milch verursacht einen Mangel an roten Blutkörperchen oder Anämie und bald sogar AIDS, weil das Trinken von Milch HIV-Infektion hervorrufen kann. Die Ärzte empfehlen manchmal die Anwendung von Lebertran (durch Einnahme oder Injektion), aber alles, was man davon bekommt, ist eine Schädigung der Nieren und früher oder später Nierenentzündung und Zerfall oder Bright's Krankheit.
Sehr hilfreich: 3-Stufen-Programm. Empfohlene Säfte: Kartoffel, Möhre + grüner Paprika, Möhre + Spinat (diese Säfte besonders, aber auch, wie immer, alle anderen Säfte).

ANGINA PECTORIS

Angina Pectoris ist eine Herzkranzgefäßverengung, verursacht durch Verunreinigungen im Blut, aber auch durch so etwas Triviales wie Gase im Dick-

darm.
Sehr hilfreich: 3-Stufen-Programm. Empfohlene Säfte: Kopfsalat, Kopfsalat + Möhre, Rübe.

APOPLEXIE

Der Verzehr übermäßiger Mengen von Stärken und schweren Essens über einen Zeitraum von mehreren Jahren verursacht Verunreinigungen in den Blutgefäßen, Blutdruck im Gehirn und eventuell einen paralytischen Anfall oder Schlaganfall. Durch die Auswirkungen des Anfalls fließen zusätzliche Toxine aus dem unteren Verdauungstrakt in den Blutkreislauf.
Sehr hilfreich: 3-Stufen-Programm. Empfohlene Säfte: Romagna-Salat + Seetang (Unkraut des Meeres), Kopfsalat + Möhre.

APPENDIZITIS

Übermäßige Ansammlung und Zurückhalten von Abfallstoffen im Dickdarm verursacht oft eine Entzündung des Blinddarms oder Appendizitis. Was Ärzte nicht wissen, ist, dass der Blinddarm eine Drüse ist, deren Absonderung dazu da ist, übermäßige Zersetzung und pathogene (Krankheiten erregende) bakterielle Wirkung im Dickdarm zu neutralisieren. Früher oder später kann dieser pathogene Zustand schädliche Auswirkungen im Dünndarm haben. Noch einmal: Der Blinddarm ist eine schützende Drüse und nicht (wie Webster und die meisten Ärzte meinen) einfach „ein kleines blasenartiges Anhängsel des Dickdarms".
Sehr hilfreich: 3-Stufen-Programm. Empfohlene Säfte: Sellerie, Möhre, Möhre + Gurke.

APPETIT (Mangel an)

Sehr hilfreich: 3-Stufen-Programm. Empfohlene Säfte: Löwenzahn, Sellerie, Kohlrübenblätter, Rettich.

ARTERIOSKLEROSE

Mangel an lebenswichtigem organischem Kalzium und Überschuss an anorganischem Kalzium in der Ernährung bewirkt, dass die Blutgefäße ihre Elastizität verlieren und das Blut in den Venen gerinnt. Die elastischen Wände der Blutgefäße werden so (durch die Ablagerung anorganischem Kalziums) umgewandelt in feste Röhren.

Sehr hilfreich: 3-Stufen-Programm. Empfohlene Säfte: Kohlrübenblätter + Möhren + Löwenzahn.

ARTHROSE

Arthrose wird verursacht durch Ablagerung anorganischen Kalziums in den Knorpeln der Gelenke als Resultat des Verzehrs von konzentrierten Kohlehydraten im Übermaß. Zum Beispiel: Enzyme, zerstört bei Temperaturen von 54° C und darüber, wandeln die Atome der Lebensmittel in abgestorbene Stoffe um. Diese Lebensmittel verstopfen den Körper und verursachen Arthritis und andere Krankheiten.

Bei **Arthritis** handelt es sich um eine Entzündung, die durch Krankheitserreger ausgelöst wird. Dabei kann es sich um Bakterien oder Pilze handeln. Meist werden die Krankheitserreger von einem Entzündungsherd aus verschleppt und geraten auf diese Weise ins Gelenk. Es gibt auch eine autoimmune Sonderform der Arthritis, die rheumatische Arthritis. In dem Falle greift der Körper die eigene Substanz an.

Sehr hilfreich: 3-Stufen-Programm. Empfohlene Säfte: Pampelmuse, Möhre + Spinat, Sellerie, Möhre + Sellerie, Möhre + Rübe + Gurke.

ASTHMA

Ansammlungen von Schleim in den Bronchien erschweren das Atmen extrem, und das wird (griech.) „azein" genannt, von woher die Bezeichnung Asthma stammt. Asthma wird demzufolge verursacht durch Schleim produzierende Lebensmittel wie Weißbrot, Milchprodukte und Kuhmilch. Als ob das nicht schon schlimm genug wäre, schlagen die Ärzte etwas vor, was noch viel schlimmer ist: Allergietests, Arznei-Allheilmittel, Studien von Blut und Auswurf und „Umweltuntersuchungen." Tatsache ist: Asthma wird verursacht durch die Anwesenheit von Schleim im Körper NOCH EINMAL: Menschen mit Haarausfall etc. sind meist STARK VERSCHLEIMTE MENSCHEN.

Sehr hilfreich: 3-Stufen-Programm. Empfohlene Säfte: Möhren + Knoblauch, Möhren + Spinat, Endivien, Aprikosen.

ASTIGMATISMUS

Abfallstoffe in den Organen und Drüsen verursachen einen Nahrungsmangel im Sehapparat und daraufhin in den Augen, was zu einer Fehlfunktion des Sehvermögens oder Astigmatismus führt. Eine Funktionsstörung der Leber, Gallenblase, Bauchspeicheldrüse, Schilddrüse und des Dickdarms verursacht Astigmatismus.

Sehr hilfreich: 3-Stufen-Programm. Empfohlene Säfte: Rübe, Möhre + Rübe, Kopfsalat + Möhre.

BETTNÄSSEN

Nach dem ersten oder (spätestens) zweiten Lebensjahr sollten Kinder nicht mehr ins Bett nässen. Wenn sie es weiterhin tun, gib ihnen keine Flüssigkeiten mehr nach 16 Uhr, aber vorher ausreichend davon. Wecke das Kind 10-20 Minuten, bevor es ins Bett nässt (du wirst herausfinden, wann das ist) und behalte das bei, bis das Kind nicht mehr ins Bett nässt. Füttere das Kind nie mit etwas Gekochtem, z.B. mit gekochtem Spinat oder Rhabarber, weil die anorganischen Oxalkristalle die Nieren reizen und deren Überaktivität verursachen, was in Bettnässen resultiert.

Sehr hilfreich: Stille das Kind, bis es zwei Jahre alt ist und füttere es nur mit biologisch angebautem, rohem zerdrücktem Obst oder Gemüse (niemals zusammen) und von Zeit zu Zeit mit kleinen Stückchen Weizenbrot, aber niemals zusammen mit Obst oder Gemüse. Gib deinem Kind nur frisch gepresste Obst- oder Gemüsesäfte zu trinken, ausgenommen eine Stunde vor bis eine Stunde nach dem Essen. Wenn nötig, verabreiche dem Kind einen Einlauf.

BLASENPROBLEME

Wenn deine Blase gereizt ist, isst du zu viele Lebensmittel, die als Endprodukte zu viele Säuren hinterlassen, die unzureichend verdaut oder aufgelöst sind (zum Beispiel Harnsäurekristalle). Solche Lebensmittel sind z. B. alle Fleischsorten, auch gekochter Spinat oder Rhabarber. Wenn du weiterhin solche Lebensmittel isst, werden sich mehr und mehr Kristalle ansammeln und Kolonien bilden. Die Ärzte empfehlen das Entfernen der Kolonien durch Aus-

brennen, Schneiden, Röntgenstrahlen, Radium und Medikamente. Tu das nicht, denn diese Behandlung wird in einer eventuellen Wiederkehr sogar noch ernsthafterer Symptome resultieren. Blasenprobleme oder Blasenentzündung werden auch verursacht durch übermäßige Verwendung konzentrierter Stärken. Dann kann der normale Urinfluss beeinträchtigt werden, was Schäden an den Blasenwänden verursachen kann, welches möglicherweise wiederum die Ursache für Blasensteine usw. ist. Blasenprobleme werden oft durch Prostataprobleme verursacht.
Sehr hilfreich: 3-Stufen-Programm. Empfohlene Säfte: Rübe, Kopfsalat, Kopfsalat + Möhre.

BLÄHUNGEN
Gase im Magen oder in den Därmen.
Sehr hilfreich: 3-Stufen-Programm. Empfohlene Säfte: Sellerie, Möhre.

BOTULISMUS
Botulismus ist Lebensmittelvergiftung durch das Gas, welches der Botulinusbazillus abgibt, während er durch Hitze abgetötet wird. Das ist das Gesetz der Natur. Töte ein Tier, und es wird Gift absondern. In diesem Falle ist das Gift des Botulinusbazillus tödlich, wenn bzw. WEIL es häufig in konservierten Lebensmitteln vorhanden ist. Die unzureichende Hitze hat den Botulinusbazillus nicht vollständig zerstört. Das ist auch Gesetz. Du isst abgetötete Lebensmittel, du kannst sterben; du isst Lebensmittel, die leben (Obst, Gemüse, grünen Salat) und du wirst leben. Andererseits: Äpfel, die bereits vom Baum gefallen

sind, verzehrt man mit dem geringsten negativen Karma. Wähle einen gesunden Mittelweg.
Sehr hilfreich: 3-Stufen-Programm, trinke alle Säfte, die du magst.

BRONCHITIS
Bronchitis ist ein Mittel der Natur, uns zu warnen, dass sich übermäßig viel Abfallstoffe im Körper angesammelt haben. Ignoriere diese Warnung und die Natur wird dir Fieber geben, um den Müll zu verbrennen. Reinige dein Inneres, oder Keime und Bakterien werden „den Job machen" und das kann dir eine Erkältung, Grippe, Lungenentzündung usw. bescheren.
Sehr hilfreich: 3-Stufen-Programm. Empfohlene Säfte: Möhre + Knoblauch, Möhre + Löwenzahn.

BURSITIS
Wenn die Schmierflüssigkeit in den Gelenken austrocknet, verursacht das Bursitis. (Von Schleimbeutel- oder taschenartigem Hohlraum, besonders zwischen den Gelenken).
Sehr hilfreich: 3-Stufen-Programm. Iss täglich eine Avocado.

CYSTITIS
Cystitis ist ein Blasenproblem bzw. eine Entzündung der Harnblase. Siehe „Blasenprobleme."

DIABETES
Wenn die Bauchspeicheldrüse wegen der übermäßigen Verwendung von konzentrierten Stärken und Zucker in der Ernährung Kohlenhydrate nicht mehr

umsetzen kann, nennen wir das Diabetes. Die Injektion von Insulin ist keine Lösung.
Sehr hilfreich: 3-Stufen-Programm. Empfohlene Säfte: Möhre + Spinat, Löwenzahn, Kohl.

DIPHTHERIE
Der Diphtherie-Bazillus siedelt sich im Rachen an (oft nach dem Entfernen der Mandeln), wo er sich (wie jeder andere Keim) von Körperabfallstoffen ernährt. Körperabfallstoffe werden verursacht durch deren unzulängliche Ausscheidung und durch nicht assimilierbare, abgeschwächte Lebensmittel, hauptsächlich Stärken, die den Blutkreislauf belasten. Das Injizieren von Antitoxin ist die falsche Behandlung und wird das Problem nicht lösen.
Sehr hilfreich: 3-Stufen-Programm. Empfohlene Säfte: Ananas, Möhre + Spinat, Sellerie und Petersilie.

DURCHFALL
Wenn die Natur den Dickdarm reinigt, weil du es versäumt hast, dann ist das Durchfall.
Sehr hilfreich: 3-Stufen-Programm. Empfohlene Säfte: Möhre, Preiselbeere.

DYSENTERIE (RUHR)
Wenn sich in den Därmen zu viel Schleim oder andere Abfallstoffe angesammelt haben, reagieren sie mit Ruhr.
Sehr hilfreich: 3-Stufen-Programm. Empfohlene Säfte: Brombeere, Preiselbeere.

DYSPEPSIE
Ein Übermaß an Säure im Verdauungskanal verur-

sacht Verdauungsstörungen oder Dyspepsie.
Sehr hilfreich: 3-Stufen-Programm. Empfohlene Säfte: Möhre + Sellerie, Papaya, Ananas.

DYSURIE
... und all das führt unvermeidlich zu schmerzvoller, unvollständiger Harnentleerung oder Dysurie.
Sehr hilfreich: 3-Stufen-Programm. Empfohlene Säfte: Rübe, Rübe + Möhre, Möhre + Spinat.

EKZEME
Übermäßige Säure der Lymphdrüsen verursacht eine Entzündung der Haut oder Ekzeme. Ekzeme treten jedoch auch auf, wenn Abfallstoffe, die durch die Nieren und Därme ausgeschieden werden sollten, über die Poren der Haut ausgeschieden werden.
Sehr hilfreich: 3-Stufen-Programm. Empfohlene Säfte: Möhre, Möhre + Gurke.

ELEPHANTIASIS
Die Existenz anorganischer Abfallstoffe im Körper verursacht Entzündung und Verstopfung der Lymphdrüsen oder Elephantiasis.
Sehr hilfreich: 3-Stufen-Programm. Empfohlene Säfte: Kopfsalat, Kopfsalat + Möhre, Möhre + Spinat.

EMPHYSEM
Ein Überschuss an Luft oder Gas im Gewebe (üblicherweise in den Lungen) und/oder die Anwesenheit von Luft oder Gas in normalerweise luftlosem Gewebe. Dieser Zustand wird Emphysem genannt.
Sehr hilfreich: 3-Stufen-Programm. Empfohlene Säfte: Apfelessig.

ENURESIS

Enuresis ist eine Harninkontinenz, verursacht durch das Vorhandensein von anorganischen Oxalsäurekristallen in den Nieren oder der Blase.

Sehr hilfreich: 3-Stufen-Programm. Empfohlene Säfte: Rübe, Möhre + Spinat

ENZEPHALITIS

Ein gestörter oder ungesunder Zustand des Nervensystems verursacht eine Entzündung des Gehirns.

Sehr hilfreich: 3-Stufen-Programm. Empfohlene Säfte: Drei Mal täglich (morgens, mittags und abends) 60 Gramm Petersiliensaft. Kopfsalat, Rübe, Möhre + Rübe.

EPILEPSIE

Aushungern des Nervensystems und übermäßige Toxämie führt zu Nervenkrämpfen. Manchmal befinden sich Würmer im Dickdarm. Im Falle von Epilepsie schlage ich 30 Dickdarmspülungen vor - eine pro Tag.

ERKÄLTUNGEN

Eine Erkältung ist ein Katarrh in einer schwächeren bzw. weniger hartnäckigen Form.

Sehr hilfreich: Siehe „Katarrh“, aber trinke die Säfte gemischt mit heißem Wasser, bis die Erkältung verschwunden ist. Zusätzliche Säfte: Möhre + Knoblauch, Pampelmuse, Zitrone.

ERSCHÖPFUNG

Deine Körperzellen bekommen nicht genug Lebensatome aus der Nahrung. Keine neue Energie kann

fließen. Erschöpfung geht oft Krankheiten voraus und gipfelt in der Zerstörung von Gewebezellen und einer Ansammlung von Abfallstoffen im Körper.
Sehr hilfreich: Ausruhen, Schlafen und das 3-Stufen-Programm. Empfohlene Säfte: Kopfsalat, Kopfsalat + Möhre.

FÄULNIS bzw. ZERSETZUNG
(der Knochen, Zähne usw.)
Wenn du möchtest, dass sich dein Knochengewebe zersetzt, dann trinke viel Milch und iss konzentrierte Stärken und Zucker.
Sehr hilfreich: 3-Stufen-Programm. Empfohlene Säfte: Möhre + Spinat, Möhre + Kohlrübenblätter.

FIEBER
Wenn der Körper versucht, Abfallstoffe selbst zu verbrennen oder zu verbrauchen, nennen wir das Fieber. Wenn es keine übermäßigen Abfallstoffe im Körper gibt und alle Zellen des Körpers richtig ernährt sind, gibt es kein Fieber bzw. keine Notwendigkeit für Fieber.
Sehr hilfreich: 3-Stufenprogramm. Empfohlene Säfte: Gurke, Brombeere, Wassermelone.

FURUNKEL UND KARBUNKEL
Die Ärzte analysieren Furunkel als eine Art von Infektion der Haut und empfehlen die Verwendung von Sulfonamid und anderen Medikamenten. Höre nicht auf sie. Ein Furunkel ist einfach ein Abfallstoff, den der Körper nicht durch andere Ausscheidungskanäle abstoßen konnte. Warum? Vielleicht, weil diese Kanäle durch große Mengen von Abfallstoffen

verstopft waren oder sind oder einfach deshalb, weil sie aus Mangel an richtiger Nahrung zur Untätigkeit degeneriert sind. Die richtige Definition für Furunkel ist, ungeachtet der Meinung der Ärzte, eitrige oder mit Eiter gefüllte Geschwülste, verursacht durch Verunreinigungen im Blutkreislauf, welche auf Grund der Schweißdrüsen oder Follikel des Haares eine bakterielle Infektion zur Folge haben. Vergiss nicht: Die Haut ist ein Ausscheidungsorgan.
Sehr hilfreich: 3-Stufen-Programm. Empfohlene Säfte: Möhre + Spinat, Möhre + Gurke, Möhre.

FUSSPILZ

Wenn Füße der Atmung und Luftzirkulation beraubt werden, bilden sie (besonders zwischen den Zehen) Fußpilze. Was die Fußpilze anzieht, ist tatsächlich der Säuregehalt in den unteren Extremitäten. Wir können sie loswerden, indem wir unseren Füßen mehr frische Luft gönnen, wie dem ganzen Körper auch.
Sehr hilfreich: Sandalen tragen.

GALLENBLASENBESCHWERDEN UND GALLENSTEINE

Gebratene Lebensmittel und gekochte Fette bewirken, dass die Funktion der Gallenblase durcheinander gerät. Der nächste Schritt ist Ansammlung von anorganischem Kalzium und anderen anorganischen Stoffen in der Gallenblase oder Gallenblasenbeschwerden und Gallensteine. Die Entfernung der Gallenblase ist keine Lösung des Problems. Ohne Gallenblase kann deine Leber nicht richtig arbeiten.
Sehr hilfreich: 3-Stufen-Programm. Empfohlene Säf-

te: Mehrere Wochen solltest du 3 oder 4 Mal am Tag den Saft einer Zitrone in einem Glas mit heißem Wasser trinken. Wenn du die folgenden Säfte zusätzlich trinkst, wird das helfen, die Steine aufzulösen: Sellerie + Petersilie, Tomate, Pampelmuse. Weitere Möglichkeit: Gallenblasenspülung mit Apfelsaft.

GALLENLEIDEN

Wenn Fette unvollständig verdaut werden, reagiert der Körper mit übermäßiger Gärung. Dann kann die Galle nicht richtig von der Leber abgesondert werden. Alles, was die Leber degeneriert (Alkohol, Spirituosen z.B.) bringt die Verdauungsfunktionen auf Dauer durcheinander. Diese Tatsache sowie gebratene und fettige Lebensmittel sind die häufigste Ursache von Gallenleiden.
Sehr hilfreich: 3-Stufen-Programm. Empfohlene Säfte: Sellerie + Apfel, Tomate, Möhre + Spinat, Zitronen.

GASTRITIS

Ungeeignete Kombination von Lebensmitteln verursacht übermäßiges Bilden von Gas im Körper oder Gastritis. Mehl, Getreide, Zuckerprodukte, Alkohol, scharfe Gewürze (mit scharfem Paprika), Senf, Essig, Tabak usw. sind alles Hauptursachen für Gastritis.
Sehr hilfreich: 3-Stufen-Programm. Empfohlene Säfte: Kokosnuss, Möhre, Papaya.

GESCHWÜRE (peptisch und duodenal)

Unverträgliche Kombinationen von Lebensmitteln verursachen Gärung und Verwesung, was die Endprodukte dieser Mangelerkrankung, Geschwüre ge-

nannt, sind. Übermäßige Besorgnis ist eine andere Ursache für Geschwüre. Mach dir keine Sorgen, sei froh. Glaubst du wirklich, dass du alles und jeden kontrollieren kannst? Du kannst nicht einmal dich selbst kontrollieren!! Folge dem Göttlichen und studiere *DAS BUCH DES LICHTS*.
Sehr hilfreich: 3-Stufen-Programm. Empfohlene Säfte: Kopfsalat, Möhre, Kopfsalat + Möhre, Rübe, Möhre + Rübe, Kohl, Möhre, Kokosnuss, Papaya, Feige.

GICHT

Übermäßiges Fett in der Ernährung, übermäßiger Genuss von Alkohol und anderen Anregungsmitteln verursachen Entzündung der Bänder eines Gelenks oder Knochens oder der Knochenhaut. Rheumatismus ist der Zwillingsbruder der Gicht.
Sehr hilfreich: 3-Stufen-Programm. Empfohlene Säfte: Sellerie + Gurke, Möhre + Spinat.

GONORRHÖE

Unreines Blut und morbide Stoffe, üblicherweise in der Genitalregion, sind der beste Nährboden für den Gonokokkus-Bazillus. Eine Reinigung von Körper und Seele und die Einnahme von Sandelholzöl in löslichen Kapseln werden Wunder bewirken.
Sehr hilfreich: 3-Stufen-Programm. Empfohlene Säfte: Kopfsalat, Kopfsalat + Möhre, Rübe, Möhre + Rübe, Möhre + Spinat.

GRAUER STAR

Ungeeignete Ernährung der Sehnerven und Muskeln führt dazu, dass ein trüber Schleier über der

Augenlinse schwebt, was Grauer Star genannt wird. Ein chirurgischer Eingriff bringt nur einen zeitlich begrenzten Nutzen. Natur und weissokkultes Wissen sind die Lösung.
Sehr hilfreich: 3-Stufen-Programm. Empfohlene Säfte: Endivien, Möhren, Brunnenkresse + Spinat, Möhren + Spinat.

HÄMORRHOIDEN

Wenn du zu viel Brot, andere Stärken und Getreideprodukte isst, gerinnt das Blutfibrin in den abgestorbenen Enden der Blutgefäße im unteren Teil des Mastdarms, was Hämorrhoiden verursacht. Sie können nicht mit dem Messer oder elektrischen Nadeln entfernt werden. Jeder Doktor, der dir erzählt, er könne Hämorrhoiden erfolgreich entfernen, begeht wissenschaftlichen Betrug. Nach der Operation werden früher oder später neue Hämorrhoiden erscheinen. Die einzig richtige Behandlung besteht darin, die Ursache für Hämorrhoiden zu entfernen, welche wäre: Abfallstoffe im Blutkreislauf.
Sehr hilfreich: 3-Stufen-Programm. Empfohlene Säfte: Möhre + Brunnenkresse, Backpflaume.

HEMORRAGIE

Hemorragie ist das Entweichen von Blut aus dessen Gefäßen, was auf Schwäche des Gefäßgewebes zurückzuführen ist.
Sehr hilfreich: 3-Stufen-Programm. Empfohlene Säfte: Möhre, Möhre + Rübe.

HERZPROBLEME

Verunreinigungen in deinem Körper verstopfen die

Blutgefäße und setzen das Herz einer übermäßigen Belastung aus. Vergiss nicht! Dein Herz hat nur die Größe einer Faust. Es wiegt knapp 300 Gramm, aber es „pumpt" 170,4 ml Blut pro Kontraktion. „Pumpt" in Anführungszeichen, denn das Herz ist keine Pumpe, sondern ein VENTIL. So lehrt *DAS BUCH DES LICHTS*. Durch dieses Ventil laufen etwa 19000 Liter Blut pro Tag. Dieses Volumen kann sich unter Stress auf 95000 Liter Blut pro Tag erhöhen, was auf ca. 3 Milliarden (!) Herzschläge pro Lebenszeit hinausläuft. Addiere 30% für Stress und Belastung während dieser Zeit. Alles, was in deinem Körper vom Blut aufgenommen wird, wird auch durch dein Herz transportiert. Stärkemoleküle von Brot, Mehl und Getreideprodukten sind nicht wasserlöslich, verstopfen deshalb den Blutkreislauf und setzen den Ventilarmechanismus des Herzens einer übermäßigen Belastung aus. Das Ventil HERZ wird mehr und mehr verstopft. Ein zusätzlicher Faktor bei Herzproblemen war und ist Gasdruck in der in der Nähe der Milz gelegenen Krümmung (Flexura coli sinistra) auf der linken Seite des Colon transversum. (Gehe zu einem Reflexologen!)
Sehr hilfreich: 3-Stufen-Programm. Empfohlene Säfte: Möhre, Gurke + Kohl, Endivien, Möhre + Spinat, Apfel.

HEUSCHNUPFEN
Aufgrund übermäßiger Verwendung von Milch, Stärken und Getreideprodukten kommt es zu abnormalen Absonderungen in Augen, Nase und den Luftwegen. Subkutane Injektionen werden nicht besonders helfen. Medikamente wie Antihistamine ver-

tuschen das Problem nur.
Sehr hilfreich: 3-Stufen-Programm. Empfohlene Säfte: Möhre, Sellerie und Petersilie.

HODGKIN-KRANKHEIT

Defizit und Unausgeglichenheit in der Ernährung sind direkt verbunden mit dem Anschwellen der Lymphdrüsen und der Mandeln, was eine Störung der Milz verursacht. Röntgenstrahlen oder Radiumbehandlungen sind nicht effektiv. Die einzige Lösung: Entgiftung.
Sehr hilfreich: 3-Stufen-Programm. Empfohlene Säfte: Kopfsalat, Kopfsalat + Möhre, Möhre + Luzerne + Kopfsalat, Rübe.

HOHER BLUTDRUCK

Hoher Blutdruck wird verursacht durch Verunreinigungen in den Blutgefäßen. Diese Verunreinigungen können hervorgerufen werden durch: a) Zurückhalten von Abfallstoffen in den ausscheidenden Organen, b) Verzehr von gekochten Lebensmitteln und Fertignahrung (konzentrierte Stärken und Zucker usw.), die Ablagerungen anorganischer Atome im Blutkreislauf bewirken und c) Medikamente, eingenommen oder anderweitig verabreicht (unter die Haut injiziert usw.).
Sehr hilfreich: 3-Stufen-Programm. Empfohlene Säfte: Möhre, Kopfsalat, Möhre + Rübe.

HOMOGENISIERTE MILCH

Killer Nr.1 in der Welt. Der Homogenisierungsprozess verursacht Herzkrankheiten und Arteriosklerose.

Sehr hilfreich: Folsäure und: **Keine Milch trinken**!

HUSTEN

Man hustet, weil der Körper versucht, Schleim aus den Atemwegen loszuwerden. Jede Hustenmedizin verschlimmert diesen Zustand nur, weil sie den Schleim des Körpers austrocknet und auf diese Art im Körper sammelt. Erleichterung bringt das Gurgeln mit Zitronensaft, pur oder verdünnt.
Sehr hilfreich: 3-Stufenprogramm. Empfohlene Säfte: Möhre, Möhre + Spinat, Brombeere, Feige.

HYPERACIDITÄT
(übermäßig hoher Säuregehalt im Magen)

Hyperacidität ist ein Vergiftungszustand des Körpers, verursacht durch Essen konzentrierter Stärken, Zucker und Fleisch. Diese Lebensmittel verursachen ein Zurückhalten von Abfall- und Schadstoffen im Dickdarm. Ärzte empfehlen manchmal die Verwendung von Bicarbonat, um den Zustand zu neutralisieren. Das ist töricht und kurzsichtig, weil sich dieser anorganische Stoff früher oder später in der Nähe des Gehirns einnisten und dieses schädigen kann. Er kann sich manifestieren und als silbergrauer Halbmond in der Iris des Auges zu finden sein. Hyperacidität wird auch verursacht durch Ärger, Sorge, Zorn, Angst, Eifersucht, Frust, usw.
Sehr hilfreich: 3-Stufen-Programm. Empfohlene Säfte : Spinat, Sellerie + Spinat, Rüben, Möhren, Tomate.

IKTERUS

Wenn deine überlastete Leber Gallensekret über den Lymphstrom und dann durch die Poren der Haut

ausscheidet, wird deine Haut, die Augäpfel und der Urin abnormal gelb.
Sehr hilfreich: 3-Stufen-Programm. Empfohlene Säfte: Löwenzahn, Möhre + Spinat, Apfel, Trauben, Tomate.

ISCHIAS
Übermäßiges Vorhandensein von Harnsäure im Körper entzündet den Ischiasnerv oder benachbarte Muskeln, was Ischias verursacht.
Sehr hilfreich: 3-Stufen-Programm. Empfohlene Säfte: Sellerie + Gurke, Möhre + Spinat.

JUCKREIZ
Wenn bestimmte Keime und Bazillen versuchen, den Körper über die Poren der Haut zu verlassen, resultiert das in der Bildung von Pusteln und ist begleitet von intensivem Juckreiz.
Sehr hilfreich: 3-Stufen-Programm. Empfohlene Säfte: Kopfsalat, Kopfsalat + Möhre, Rübe.

KATALEPSIE
Ungeeignete Ernährung der Nerven verursacht Muskelstarre oder Katalepsie.
Sehr hilfreich: 3-Stufen-Programm. Dann lade deinen ätherischen und physischen Körper wieder mit Energie auf durch Säfte von Möhren, Kopfsalat, Rüben.

KATARRH
Die Unfähigkeit des Körpers, Milch und konzentrierte Stärken richtig aufzunehmen, verursacht reichliche Absonderung der Schleimhaut oder Ka-

tarrh.
Sehr hilfreich: 3-Stufenprogramm. Empfohlene Säfte: Möhre, Möhre + Kopfsalat, Rettich, Aprikose.

KOLIKEN
Zurückhalten von Abfallstoffen im Körper und unpassende Lebensmittelkombinationen verursachen Blähungen in den Bauchregionen. Ernähre dein Kleinkind mit rohen Lebensmitteln und Säften, und es wird niemals an einer Kolik leiden.
Sehr hilfreich: 3-Stufen-Programm. Empfohlene Säfte: Möhre + Sellerie, Papaya.

KOLITIS
Mentale oder organische Nervosität stört den Verdauungsvorgang und verursacht Verstopfung, was zu einer Entzündung des Dickdarms führt.
Sehr hilfreich: 3-Stufen-Programm. Empfohlene Säfte: Möhre, Möhre + Kokosnuss, Birne, Feige.

KOPFSCHMERZEN
Dann ist dein Körper oft überladen mit Abfallstoffen. Die Natur (und dein Körper) sagen dir: „Bring den Müll hinaus!" Hast du das einmal gemacht, stellst du das Gleichgewicht des Blutes wieder her und befreist so die Kopfregion von übermäßigem Druck.
Sehr hilfreich: 3-Stufen-Programm. Empfohlene Säfte: Sellerie, Möhre + Sellerie + Petersilie + Spinat.

KRAMPFADERN
Jegliche Ernährungsform oder Diät, die reich an konzentrierten Stärken und Zucker ist, verursacht

Kalkablagerungen, die sich an der Gefäßwand der Venen bilden.
Sehr hilfreich: Kopfsalat, Möhre, Kopfsalat + Möhre, Rübe + Möhre, Kopfsalat + Seetang.

KRÄMPFE
Krämpfe in den Muskeln werden verursacht durch übermäßiges Zurückhalten von Harnsäure. Krämpfe im Verdauungssystem beruhen auf dem Vorhandensein von Gasen, die wiederum aus falsch kombinierten Lebensmitteln resultieren.
Sehr hilfreich: 3-Stufen-Programm. Empfohlene Säfte: Möhre, Sellerie.

KREBS
Alle Krebsarten werden von Karma verursacht, durch angesammelten Ärger oder Groll, sowie durch Mangel an richtiger organischer Nahrung und erst in zweiter Hinsicht durch die Krebsmikrobe, entdeckt von Alan Cantwell Jr., Arzt. Die hungernde Zelle, bereits denaturiert durch falsche Lebensmittel, gedeiht auf konzentrierten Stärken und Fleisch. Somit sieht man, dass Geschwüre und Krebs nicht nur aus physischen Mängeln resultieren. Lebenslanger Ärger und Groll, manchmal von Kindheit an, wie Eifersucht, Angst, Hass, Sorge, Frust usw., sind alles Beschwerden, die zu Krebs führen. Aber Fehlernährung und das Unvermögen, den Körper im höchstmöglichen Zustand der Reinheit (mental und physisch) zu erhalten, tragen auch und zuallererst zu Krebs bei. Folglich wird Krebs hauptsächlich durch Mangel an Leben in den Atomen der Lebensmittel, die wir essen, verursacht. Wenn die Zellen keine re-

generierenden **Lebens**mittel erhalten, fressen sie andere Zellen und verursachen so eine Ansammlung sehr schnell wachsender Zellen, vereint oder besiedelt von den Krebsmikroben, genannt Krebs. Ich habe noch nie davon gehört, dass jemand, der ausschließlich (aber MASSVOLL) von frischen rohen Lebensmitteln gelebt und nur frische, rohe Obst- und Gemüsesäfte getrunken hat, jemals Krebs bekommen hätte.

Wache auf, oh, Leser! Iss ausreichende Mengen von rohem Obst und Gemüse, übertreibe nicht dabei, kaue jeden Bissen viele Male, bevor du ihn herunterschluckst, trinke täglich rohe Obst- und Gemüsesäfte und reinige deinen Darm. Wiederholung ist der beste Lehrmeister. Wer dies allerdings übertreibt und ZUVIEL Obst und Gemüse isst, der erzeugt Fusel im Bauch, was wiederum zu roter Nase und Alkoholismus führt. Extreme Rohköstler sind deshalb manchmal Alkoholiker, obwohl sie vielleicht gar keinen Alkohol trinken.

Sehr hilfreich für alle Krebsarten: 3-Stufen-Programm. Keine besonderen Säfte empfohlen. Du kannst sie alle gleichermaßen trinken. Sogar, wenn der Krebs absolut unheilbar ist, studiere *„DAS BUCH DES LICHTS"*, verstehe, dass du Karma zurückzahlst aus einem früheren Leben und stelle dir bis zum letzten Moment vor, dass dein nächstes Leben wunderbar und frei von Krankheit sein wird. Wir müssen alle sterben, aber wir werden alle wieder leben. Unterziehe dich keiner Chemotherapie. Es ist nichts als wissenschaftlicher Betrug. Das bestätigen mehr und mehr mutige Ärzte. Trinke nur frisch gepresste Obst- und Gemüsesäfte. Iss nur rohes Obst und leicht gegartes Gemüse und speise deinen Geist mit Liebe und Weisheit, also mit dem *„BUCH DES LICHTS."* Wenn es Karma dann erlaubt, wirst du vielleicht geheilt. Auf jeden Fall kannst du jetzt eine Menge Krankheitskarma **abbauen**, das dich sonst in deinem nächsten Leben verfolgt hätte. Je mehr du jetzt zurückzahlen kannst, um so weniger wirst du im nächsten Leben leiden müssen.

DIE GESCHICHTE VON KREBS IN DIESEM JAHRHUNDERT

Krebs und Viren

Sie fanden nie ein Heilmittel für Krebs, weil sie nicht einmal wissen, was Krebs physisch ist. METAphysisch ist Krebs, wie viele andere Krankheiten, karmabezogen, denn er ist ein Resultat von physischen, emotionalen, mentalen und sogar „geistigen" Aktionen in diesem oder (meistens) mehreren vergangenen Leben.

Der Kampf gegen den Krebs begann in den frühen 70er Jahren, und der Sieger war: **Der Krebs**. Die Verlierer bzw. Wissenschaftler schalteten schnell um zu einer neuen Krankheit, von der sie jetzt behaupten, sie zu beherrschen: AIDS. Hier ist nun die richtige physische oder wissenschaftliche Erklärung, was Krebs wirklich ist und seine Geschichte. Detaillierter finden wir es in meinem Buch *DER MANN DER AIDS ERSCHUF* (s. Anhang).

Am 23. Dezember 1971 unterschrieb Richard Nixon das NATIONALE KREBSGESETZ, in der Hoffnung (oder täuschte er die Hoffnung nur vor?), dass ein Heilmittel für Krebs bis spätestens 1976 (Amerikas 200-jähriger Geburtstagsfeier) entdeckt werden würde. Frank Rauscher, ein junger Virologe, war der erste berufene Direktor des neu geschaffenen Krebsprogrammes. Doch der Gedanke, dass Krebs von Viren verursacht werde bzw. in der Präsenz von Viren stattfindet, wurde schon in den Fünfziger Jahren verbreitet und gefördert. Unfähig, diesen Fakt zu beweisen, wurde den Ärzten in der Ausbildung gelehrt, dass Krebs nicht ansteckend sei und auch keine Infektionskrankheit. Aber das ist nicht wahr. Wenig war darüber bekannt in den 50er und 60er Jahren. Sie dachten sogar, dass das Immunsystem nichts zu tun habe mit der Behandlung von Krankheiten wie z. B. Krebs. Ironischerweise war es während der Anwendung der nutzlosen Krebs-Chemotherapie, als Ärzte die Wichtigkeit und Heilkraft des menschlichen Immunsystems entdeckten. Warum waren sie nicht in der Lage, zu beweisen, dass Krebs ein Virus ist oder verursacht wird von einem Virus? Weil Viren so klein sind, kleiner als Bakterien und nur (oder kaum) unter dem Elektronenmikroskop (100000 Mal vergrößert) und dann nur in Zellen sichtbar gemacht werden können. Sogar dann ist es sehr schwierig, Viren in infizierten Zellen zu identifizieren. Daraus zu folgern, dass es gar keine Viren gibt, wie der Virologe Stefan Lanka lehrt, ist mehr als töricht.

Aber eine Sache war klar. Krebs oder das Krebsvirus (oder die Krebsmikrobe) kann sogar Arten überspringen und, wenn an die Art angepasst, neue Krankheiten produzieren. Das Experiment oder eins der Experimente, diesen Fakt zu beweisen, wurde in der Zeitung „Krebsforschung" 1974 veröffentlicht.

Alan Cantwell Jr., der Arzt, der in *DER MANN DER AIDS ERSCHUF* das Vorwort schrieb, schreibt in

seinem Buch *AIDS und die Ärzte des Todes*: „Waren diese Krebsviren die Ursache für Krebs oder waren sie die Folge? Riefen Viren tatsächlich Krebs hervor oder hat die Krebszelle die Viren irgendwie angezogen und „aufgeladen?" Es war die alte „Wer war zuerst da Geschichte - das Huhn oder das Ei?"
Was war zuerst - Krebs oder Virus? Bewirkt das Virus, dass die Zelle entartet oder zieht eine entartete Zelle das Krebsvirus an? Der Leser des *BUCHES DES LICHTS* kennt die Antwort bereits. Alle Viren und/ oder Krankheiten sind in ihrer Urform schon immer da. Die Frage, wer zuerst da war, die Henne oder das Ei, muss demzufolge richtig so beantwortet werden: BEIDE sind in Essenz IMMER da. So also auch mit Viren und Krankheiten. Viren bauen unseren Körper auf, aber sie zerstören ihn auch wieder, wenn die Zeit gekommen ist. Sie sind darum immer opportunistisch. Wann immer ein Zellorganismus Schwäche zeigt, greifen die Viren an. Das muss so sein, denn es ist das Gesetz der Natur, dass auf dieser physischen Ebene, den Körper betreffend, nur der Stärkste überlebt. Also was war zuerst da? Das Virus oder die schwache Zelle, das Huhn oder das Ei, Geist oder Materie? Die Antwort wird durch die letzte Frage gegeben. Geist und Materie sind in ihrem Wesen ewig und koexistent. Virus und Zelle gibt es darum von den allerersten Anfängen an, und seit dem Wiedererwachen des Universums wirkten und wirken sie auf einander ein. Das Heilmittel für Krebs und jede andere Krankheit ist, wie bereits in diesem Buch enthüllt: Elektromagnetische Schwingung, aber auch Sauerstofftherapie und andere Maßnahmen, alle in *DER MANN DER AIDS ERSCHUF* beschrieben.

KROPF

Mangel an organischem Jod in der Ernährung verursacht Kropf. Es hilft nicht viel, chemisches Jod und/oder chemisch hergestelltes Kalium-Jodid zu benutzen, weil sie anorganisch sind. Wenn sie konsumiert werden, bilden sie früher oder später Ablagerungen, welche das Körpergewebe schädigen. Nachdem du drei Tage gefastet hast, solltest du Meerkohl, Meeressalat und Seetang essen.

Sehr hilfreich: 3-Stufen-Programm. Empfohlene Säfte: Spinat, Rettich, Kopfsalat, Brunnenkresse, Tomate, Ananas und natürlich Meerkohl und Seetang.

LARYNGITIS

Morbide Stoffe im Körper verursachen Laryngitis oder Entzündung des Kehlkopfes (oberes Ende der menschlichen Luftröhre), was zu einem entzündeten Rachen führt, zu Heiserkeit und oft zu einem zeitlich begrenzten Verlust der Stimme.

Sehr hilfreich: 3-Stufen-Programm. Empfohlene Säfte: Möhre, Ananas.

LEBERPROBLEME

Iss ein Übermaß an energielosen und konzentrierten Stärken, Zucker, Fette und Fleisch, und du wirst Leberprobleme erfahren. Das gleiche gilt für Bier, Wein und Likör. Sie sind (außer Karma, das einen Missbrauch der Leber in einem vorhergehenden Leben anzeigt), die primären Faktoren bei Leberstörungen.

Sehr hilfreich: 3-Stufen-Programm. Empfohlene Säfte: Möhre + Rübe + Gurke, Apfel, Löwenzahn, Pampelmuse, Zitrone.

LEBERZIRRHOSE

Wenn man die Leber überlastet, indem man zu viele Stärken, zu viel weißes Mehl usw. isst, verursacht man eine Verhärtung des Lebergewebes. Alkohol, Fleisch und Milchprodukte besorgen den Rest.
Sehr hilfreich: 3-Stufen-Programm. Empfohlene Säfte (in heißem Wasser): Kopfsalat, Kopfsalat + Möhre, Rote Beete, Möhre + Rübe.

LEGASTHENIE (veraltet Dyslexie)

Die offizielle Definition für Legasthenie, „... ein geistiger Zustand, gekennzeichnet durch die Unfähigkeit, richtig zu lesen“, ist falsch. Legasthenie ist eine Astralebenen-„Krankheit“. Auf der Astralebene werden Zahlen und Buchstaben in umgekehrter Reihenfolge gesehen und gelesen. Zum Beispiel: 23 auf unserer physischen Ebene erscheint als 32 auf der Astralebene. Das Wort „live“ wird auf der Astralebene „evil“ gelesen. Sogar und besonders Blavatsky brachte oft Zahlen und Buchstaben der Akasa-Ebene durcheinander (während des Studiums anderer Schriften), als sie *„Die Geheimlehre“* schrieb. Aus diesem Grunde liest eine (oft hoch entwickelte Person), die mehr mit der Astralebene als mit dieser physischen Ebene verbunden ist, manchmal Zahlen und Buchstaben in umgekehrter Reihenfolge.

LEISTENBRUCH

Der Mangel an Spannkraft des Bindegewebes eines Körperorgans verursacht ein Hervortreten dieses inneren Organs (von seiner normalen Position). Stärke das Bindegewebe, indem du dein Blut reinigst. Chirurgischer Eingriff nur, wenn absolut unvermeidbar.

Sehr hilfreich: 3-Stufen-Programm. Empfohlene Säfte: Kopfsalat, Kopfsalat + Möhre, Möhre + Rübe.

LEUKÄMIE

Eine ungenügende Menge organischer Atome in der Nahrung verursacht eine übermäßig schnelle Zunahme der weißen Blutkörperchen und folgerichtig eine Zersetzung der roten Blutkörperchen. Das ist das Resultat von zu viel gekochten Lebensmitteln, Stärken, Zucker und Fleisch und einem Mangel an frischen Säften, rohem Gemüse und Obst.
Sehr hilfreich: 3-Stufenprogramm. Empfohlene Säfte: Luzerne (Pflanze der Schmetterlingsgewächse), Sellerie, Endivien, Rote Beete.

LEUKORRHOE

Eine Frauenkrankheit. Aufgrund von falscher Ernährung sind die weiblichen Genitalorgane und Passagen mit Schleim gefüllt.
Sehr hilfreich: 3-Stufen-Programm. Empfohlene Säfte: Rübe, Sellerie + Petersilie, Ananas.

MAGENVERSTIMMUNG

Wenn du unter Stress und der Belastung von Sorge, Furcht oder Angst isst oder wenn du unverträgliche Lebensmittel isst, wirst du an Magenverstimmung leiden.
Sehr hilfreich: 3-Stufen-Programm. Empfohlene Säfte: Kopfsalat, Kopfsalat + Möhre, Möhre + Rübe.

MALARIA

Stickige und ungesunde Luft, unreines Blut und übermäßiges Zurückhalten morbider Stoffe im Kör-

per erlaubt Tierparasiten und Bakterien, den Körper zu schwächen. Chinin und andere Medikamente werden nicht helfen. Entgifte deinen Körper.
Sehr hilfreich: 3-Stufen-Programm. Empfohlene Säfte: Pampelmuse, Möhre + Spinat, Sellerie + Petersilie.

MANDELENTZÜNDUNG
Ein Übermaß an Lebensmittelrückständen im Körper kann eine Entzündung des Rachens verursachen, und wenn sich Abfallstoffe in der Region der Mandeln lokalisieren, führt das oft zur Entstehung eines Abszesses.
Sehr hilfreich: 3-Stufen-Programm. Empfohlene Säfte: Möhre + Spinat, Möhre.

MASERN
Masern sind die Methode der Natur, den Körper zu reinigen (besonders in der Kindheit). Dann strömen Keime und Bakterien über die Haut aus dem Körper heraus. Impfung gegen Masern **bewirkt** lediglich Masern und/oder verhindert das Ausklingen der Krankheit.
Sehr hilfreich: 3-Stufen-Programm. Empfohlene Säfte: Kopfsalat, Kopfsalat + Möhre, Möhre + Rübe.

MASTODITIS
Wenn du deinem Kind große Mengen Kuhmilch fütterst, reichlich Weißbrot, Getreideflocken, Kuchen und andere Lebensmittel auf der Basis von Mehl, wird das Schleimabsonderung in der mastoiden Region des Schädels (hinter dem Ohr) verursachen, was zu einer Entzündung dieser Region führt.

Sehr hilfreich: 3-Stufen-Programm. Empfohlene Säfte: Kopfsalat, Kopfsalat + Möhre, Zitrone + heißes Wasser.

MELANCHOLIE

Dieses trübselige Grübeln hat oft einen sehr physischen Grund, nämlich einen toxischen Zustand des Körpers und ein unterernährtes Nervensystem. Mangel an Selbstvertrauen kann sowohl Ursache wie auch Wirkung sein. Reinige zuerst deinen Körper und ernähre ihn dann mit der richtigen physischen und geistigen Nahrung: Mit dem *BUCH DES LICHTS.*

Sehr hilfreich: 3-Stufen-Programm. Empfohlene Säfte: Kopfsalat, Kopfsalat + Möhre, Rübe sowie Sonnenlicht (in Maßen).

MENINGITIS

Die Ansammlung von Abfallstoffen im Körper ermöglicht es dem Meningokokkus-Keim, sich davon zu ernähren. In einem gesunden, richtig ernährten Körper geht dieser Keim wegen Nahrungsmangel zu Grunde und wird ausgeschieden, ohne den Körper zu beeinträchtigen.

Sehr hilfreich: 3-Stufen-Programm. Empfohlene Säfte: Kopfsalat, Kopfsalat + Möhre, Rübe.

MENSTRUATION

Menstruation ist für eine Frau, was der Ölwechsel für ein Auto ist. Das Wort Menstruation ist abgeleitet vom lateinischen Wort „mensis", der Monat. So ist also die Menstruation der monatliche Versuch des weiblichen Körpers, seine Verunreinigungen loszuwerden, die dann mit dem Blutstrom aus der Gebärmutter über den Genitaltrakt ausgespült werden. Männer haben diesen monatlichen Reinigungsprozess nicht, weshalb sie wesentlich mehr belastet sind und eher an Herzattacken, Gehirnschlag etc. sterben. Webster's schreibt, dass die monatliche Regelblutung von der Pubertät bis zu den Wechseljahren dauert. Das ist nicht wahr. Es gäbe keine Wechseljahre, wenn Frauen richtig leben würden (physisch und geistig).

Sehr hilfreich bei Menstruationsstörungen:
3-Stufen-Programm. Empfohlene Säfte: Rübe, Sellerie + Petersilie, Ananas.
Sehr hilfreich bei Menstruationskrämpfen:
3-Stufen-Programm. Empfohlene Säfte: Brombeere.

MIGRÄNE

Migräne wird verursacht durch Verunreinigungen des Blutkreislaufs sowie Unterernährung der Nervenzentren und äußert sich durch intensiven Schmerz (meistens auf einer Kopfseite), was in Mattheit und Depression der betroffenen Person resultiert.
Sehr hilfreich: 3-Stufen-Programm: Empfohlene Säfte: Kopfsalat, Möhre, Kopfsalat + Möhre, Rübe, Möhre + Rübe.

MULTIPLE SKLEROSE

Aushungern der Nerven- und zerebrospinalen Zellen verursacht einen degenerativen Zustand des Nervensystems. All das wird hauptsächlich verursacht durch übermäßiges Essen von Stärke und Getreide.

Iss Brot, Getreideflocken, stärkehaltige Lebensmittel und Fleisch, und du bist der perfekte Kandidat für multiple Sklerose. Wenn du damit geboren wurdest: Karma. OM.
Sehr hilfreich: 3-Stufen-Programm. Empfohlene Säfte: Kopfsalat, Kopfsalat + Möhre, Möhre + Spinat, Möhre.

MUNDGERUCH
Zurückhalten gegärter und verwester Lebensmittelrückstände im Körper verursacht Mundgeruch. Entgifte deinen Körper.
Sehr hilfreich: 3-Stufen-Programm. Empfohlene Säfte: Kopfsalat, Kopfsalat + Möhre.

MYALGIE (Muskelrheumatismus)
Verursacht durch kristallisierende Abfallstoffe im Körper.
Sehr hilfreich: 3-Stufenprogramm. Empfohlene Säfte: Sellerie, Sellerie + Gurke, Endivien.

NESSELSUCHT
Nesselsucht wird verursacht durch eine Übersäuerung des Körpers, der das Gleichgewicht wieder herzustellen versucht durch Ausscheidung über die Haut.
Sehr hilfreich: 3-Stufen-Programm. Empfohlene Säfte: Kopfsalat, Möhre, Kopfsalat + Möhre, Möhre + Rübe, Möhre + Spinat, Spinat, Möhre + Gurke.

NIEDRIGER BLUTDRUCK
Ich betrachte niedrigen Blutdruck nicht als Krankheit, sondern als Segen.

NIERENGRIES

Kalzium von Brot und anderen konzentrierten Stärken, anorganische Stoffe usw. bilden körnige Ablagerungen in den Nieren.

NIERENPROBLEME
(Übermäßige Harnsäure usw.)

Übermäßige Verwendung von Fleisch in der Ernährung verursacht unpassende und unzulängliche Ausscheidung der Endprodukte (in den Därmen, Blut usw.). Nierenprobleme werden hauptsächlich durch Trinken von Bier, Wein und Likör verursacht.
Sehr hilfreich: 3-Stufen-Programm. Empfohlene Säfte: Gurke + Petersilie, Löwenzahn, Spinat, Zitrone + heißes Wasser. Der Patient kann möglicherweise eine schmerzhafte Zeit erfahren, bis die Steine in Form von Schlamm den Körper mit dem Urin verlassen haben.

NEPHRITIS

Nephritis resultiert aus übermäßigem Zurückhalten von Säure, was eine Entzündung der Nieren verursacht.
Sehr hilfreich: 3-Stufenprogramm. Empfohlene Säfte: Sellerie + Petersilie, Gurke.

NERVOSITÄT

Ein organisch-alkalisches Defizit verursacht Gereiztheit bestimmter Nervenzentren.
Sehr hilfreich: 3-Stufen-Programm. Empfohlene Säfte: Sellerie, Kopfsalat, Kokosnuss.

NEURALGIE
Wenn du einen intensiven Schmerz in der Region eines Nervs, der unpassend ernährt worden ist, spürst, dann leidest du an Neuralgie.
Sehr hilfreich: 3-Stufen-Programm. Empfohlene Säfte: Möhre + Sellerie, Sellerie.

NEURASTHENIE
Lang anhaltende nervliche Belastung, Sorge, Angst, Überarbeitung, funktionale Depression des Nervensystems, die auf unpassende und unzulängliche organische Ernährung zurückzuführen ist - das alles sind Faktoren, die Neurasthenie begünstigen. (Typ einer Neurose; Resultat emotionaler Konflikte).
Sehr hilfreich: 3-Stufen-Programm. Empfohlene Säfte: Kopfsalat, Kopfsalat + Möhre, Möhre, Rübe, Möhre + Rübe.

NEURITIS
Wenn Harnsäurekristalle gegen Muskeln und Nerven gedrückt werden, was einen intensiven Schmerz verursacht, dann leidest du an Neuritis. Der Verzehr von Fleisch ist eine der Hauptursachen von Neuritis. Der Verzehr von Fleisch erzeugt oft ein Übermaß an Harnsäure. Die Muskeln werden damit gesättigt und eventuell bildet die Harnsäure Kristalle. Fasten ist hilfreich und frisch gepresste Säfte werden die Kristalle auflösen und wegspülen.
Sehr hilfreich: 3-Stufen-Programm. Empfohlene Säfte: Kopfsalat, Kopfsalat + Möhre, Rübe, Sellerie + Gurke, Endivien, Möhre + Spinat.

NYMPHOMANIE

Nymphomanie oder abnormales sexuelles Verlangen bei Frauen kann verschiedene Ursachen haben: Übermäßige Verwendung von Gewürzen, Alkohol, Rauchen oder unpassende Kombination von Lebensmitteln, aber auch funktionale Störungen oder physische Abnormalitäten der Organe.

Sehr hilfreich: 3-Stufen-Programm. Empfohlene Säfte: Kopfsalat, Kopfsalat + Möhre, Möhre + Rübe.

Geistige Nahrung: Keine pornografische Literatur lesen und verhalte dich sexuell in maßvollen Grenzen. Studiere *DAS BUCH DES LICHTS*. Das Gleiche gilt natürlich für **Männer**, die ein abnormales sexuelles Verlangen haben.

OBESITÄT oder ADIPOSITAS

Einige der Hauptursachen für Obesität sind: Unverträgliche Kombination von Lebensmitteln und der Verzehr übermäßiger Mengen an Stärken und Zucker. Eine andere Ursache ist eine Drüsenstörung auf Grund bestimmter Essgewohnheiten (die zu Fettleibigkeit führen) aus einem vergangenen Leben.

Sehr hilfreich: 3-Stufen-Programm. Empfohlene Säfte: Sellerie, Spinat, Kopfsalat, Orange, Zitrone.

OSTEOMYELITIS

Abfallstoffe sammeln sich an. Die Zellen hungern und der Knochenbau bricht zusammen. Wenn du möchtest, dass das geschieht, dann trinke große Mengen an Milch. Osteomyelitis wird oft begleitet von Austreten von Eiter.

Sehr hilfreich: 3-Stufen-Programm. Empfohlene Säfte: Kopfsalat, Kopfsalat + Möhre, Sellerie.

OTITIS MEDIA
(Mittelohrentzündung)
Das ist die Folge von Unreinheit des Blutes und Schleim im Körper.
Sehr hilfreich: 3-Stufen-Programm. Empfohlene Säfte: Möhre, Sellerie + Petersilie, Endivie.

OXIDATION (Mangel an)
Eine ungenügende Menge Eisen im Körper verursacht einen Mangel an Sauerstoffaufnahme.
Sehr hilfreich: 3-Stufen-Programm. Empfohlene Säfte: Kopfsalat, Kopfsalat + Möhre, Rote Beete, Möhre + Rübe.

PARALYSE
Paralyse bedeutet, dass du die Kraft, die willkürlichen oder unwillkürlichen Muskeln zu kontrollieren oder zu koordinieren, verloren hast, was verursacht wird durch Aushungern der Nervenzentren.
Sehr hilfreich: 3-Stufen-Programm. Empfohlene Säfte: Kopfsalat, Kopfsalat + Möhre, Rübe.

PARALYSE
Wenn dein Körper nicht in der Lage ist, die Rückenmarksflüssigkeit zu ergänzen und zu regenerieren (bedingt durch Stoffwechselprobleme), dann spielt dabei auch eine Rolle, dass du zu viele abgeschwächte Stärken und Zucker isst und dass nicht genug organische Elemente in deiner Nahrung sind.
Sehr hilfreich: 3-Stufen-Programm. Empfohlene Säfte: Alle Arten von Säften.

PARESE

Als Folge eines Mangels an richtiger organischer Ernährung sind die zerebralen Nerven nicht in der Lage zu koordinieren.
Sehr hilfreich: 3-Stufen-Programm. Empfohlene Säfte: Kopfsalat, Kopfsalat + Möhre, Rübe, Möhre + Rübe.

PARADONTOSE

Ein Übermaß an Abfallstoffen im gesamten Körper und ein Defizit an lebenden organischen Bestandteilen in der Ernährung verursacht eine Entzündung des Zahnfleisches und den Verlust der Zähne.
Sehr hilfreich: 3-Stufen-Programm. Empfohlene Säfte: Spinat, Gurke.

PERITONITIS

Du leidest an Peritonitis, wenn dein Bauchfell entzündet ist.
Sehr hilfreich: 3-Stufen-Programm. Empfohlene Säfte: Kopfsalat, Kopfsalat + Möhre, Rübe, Möhre + Rübe.

PHLEBITIS

Eine übermäßige Menge an Stärke, Kalzium und Morbidität im Körper verursacht eine Entzündung der Venen oder Phlebitis.
Sehr hilfreich: 3-Stufen-Programm. Empfohlene Säfte: Kopfsalat + Möhre, Kopfsalat, Möhre + Rübe.

PICKEL

Pickel werden verursacht durch Verunreinigungen im Blutkreislauf.

Sehr hilfreich: 3-Stufenprogramm. Empfohlene Säfte: Möhre, Gurke, Pampelmuse, Trauben, Aprikose.

PLEURITIS

Diese Erkrankung hat mit dem Brustfell zu tun. Das Brustfell ist eine dünne seröse Membrane, die jede Hälfte der Brusthöhle auskleidet und die Lungen einhüllt. Wenn das Brustfell auf Grund ungenügender Ausscheidung morbider Stoffe aus dem Körper entzündet ist, dann leidest du an Brustfellentzündung. Symptome: Fieber und Schmerzen beim Atmen.

Sehr hilfreich: 3-Stufen-Programm. Empfohlene Säfte: Möhre + Rübe, Möhre + Gurke, Möhre + Spinat.

POCKEN

Pocken werden verursacht durch übermäßige Mengen fauliger Abfallstoffe im Körper, die die Vermehrung von bösartigen Keimen begünstigen, welche dann den Körper über die Hautporen verlassen. Impfung gegen Pocken hat absolut keinen Wert und stellt wegen der Nachwirkungen sogar eine Gefahr dar.

Sehr hilfreich: 3-Stufen-Programm. Empfohlene Säfte: Kopfsalat, Kopfsalat + Möhre, Möhre + Rübe.

PROSTATAPROBLEME

Alle Prostataprobleme werden entweder durch (auch sexuelle) Ausschweifung oder Mangel an unerlässlichen lebenden Bestandteilen in der Ernährung (über viele Jahre hindurch) verursacht.

Sehr hilfreich: Rübe, Möhre + Rübe, Kopfsalat, Kopfsalat + Möhre.

PSORIASIS

Wenn Keime sich von morbiden sowie Körperabfallstoffen ernähren und versuchen, den Körper über die Haut zu verlassen, was dann eine Reizung verursacht - das ist Psoriasis. Beseitige den Abfall!

Sehr hilfreich: 3-Stufen-Programm. Empfohlene Säfte: Möhre, Preiselbeere.

PYELITIS

Übermäßiges Speichern von Harnsäure im Körper verursacht eine Entzündung in der Gegend des Nierenbeckens oder der Nieren.

Sehr hilfreich: 3-Stufen-Programm. Empfohlene Säfte: Möhre + Rübe, Kopfsalat, Kopfsalat + Möhre.

PYROSIS

Pyrosis ist Sodbrennen, verursacht durch das Vorhandensein eines Übermaßes an Harnsäure oder anderen morbiden Stoffen, was wiederum das Ergebnis ungeeigneter Kombination von Lebensmitteln ist. Diese führt zu Gärung und Verwesung.

Sehr hilfreich: 3-Stufen-Programm. Empfohlene Säfte: Möhre + Rübe, Kopfsalat, Kopfsalat + Möhre.

RACHITIS

Rachitis ist Missbildung, Weichheit oder Biegsamkeit der Knochen. Diese Krankheit wird durch ein Defizit an organischem Kalzium und anderen Elementen verursacht.

Sehr hilfreich: 3-Stufen-Programm. Empfohlene Säfte: Möhre, Kohlrübenblätter, Spinat, Brunnenkresse, dazu Sonnenschein + Vitamin D.

RHEUMATISMUS
Sämtliche Fleischprodukte können nicht verdaut werden, ohne eine übermäßige Menge an Harnsäure im Körper zu hinterlassen. Später kristallisiert diese Harnsäure zu scharfen Harnsäurekristallen, was den Rheumaschmerz verursacht.
Sehr hilfreich: 3-Stufen-Programm. Empfohlene Säfte: Sellerie + Gurke, Möhre + Spinat.

RHINITIS
Das Vorhandensein übermäßiger Mengen von Schleim in den Nebenhöhlen bewirkt, dass sich die Nasenmembran entzündet.
Sehr hilfreich: 3-Stufen-Programm. Empfohlene Säfte: Kopfsalat + Möhre, Möhre + Rübe.

RÜCKENSCHMERZEN
Rückenschmerzen haben unzählige Ursachen. Ein guter Osteopath oder Chiropraktiker, der natürliche Methoden genauso beherrscht wie mechanische Korrekturen des Rückgrats, sollte in der Lage sein, zu bestimmen, ob der Rückenschmerz von Hexenschuss, Verstopfung oder von Rückgrat- oder Schädelstörungen verursacht wird.
Sehr hilfreich: 3-Stufen-Programm. Empfohlene Säfte: Rübe, Kopfsalat, Kopfsalat + Möhre.

SCHARLACH
Wenn dein Körper gegen die Anhäufung von Lebensmittelrückständen rebelliert (zu viele gekochte und nicht genügend rohe Lebensmittel und Säfte), dann hast du Scharlach.
Sehr hilfreich: 3-Stufen-Programm. Und höre auf, ge-

kochte Lebensmittel zu essen.

SCHLAFLOSIGKEIT

Unzureichende Ausscheidung von Abfallstoffen aus dem Körper und übermäßige nervliche Anspannung sind die Hauptursachen für Schlaflosigkeit.

<u>Sehr hilfreich</u>: Schau nicht zu lange TV, bevor du zu Bett gehst. Iss MINDESTENS zwei Stunden, bevor du zu Bett gehst, nichts mehr, gehe lieber an der frischen Luft spazieren und lies dann, wenn du im Bett bist, *DAS BUCH DES LICHTS*, bis du müde wirst.

<u>Sehr hilfreich</u>: 3-Stufen-Programm, empfohlene Säfte: Kopfsalat + Möhre, Rübe, Möhre + Rübe.

SCHLEIM

Noch einmal, und man kann es nicht oft genug wiederholen: Glatze und graue Haare werden durch Schleim verursacht, aber Glatze wird verursacht durch Schleim, der die Poren des Schädels verklebt und auf diese Art das Wachstum des Haares behindert oder blockiert. Graues Haar wird verursacht durch Schleim im Zustand extremer Gärung, der so zersetzende Gase wie schweflige Säure bildet, die das Haar grau bleichen, ähnlich wie es der Friseur mit deinem Haar tut, wenn er es bleicht. Aber wollen wir die Ursache von Glatze und grauem Haar im Detail analysieren.

Das Haar auf und in deinem Körper ist nicht einfach nur Haar, sondern ein Organ, genauso wichtig wie das Herz, die Leber, die Milz, die Gallenblase, die Nieren usw. Die Aufgabe des Haares ist es, den Kopf zu schützen und die Wärme zu regulieren. Das Haar leitet auch die Ausdünstungen des Körpers ab. Betrachte dich selbst einmal als ein Haus und deinen Kopf mit seinen Duftröhren obendrauf als den Schornstein. Wenn du Schleim bildende Lebensmittel isst, wird ein Gärungs- und Fäulnisprozess von Körpersubstanzen, besonders im Verdauungssystem, in Gang gesetzt, der zersetzende Gase wie Schwefeldioxide freisetzt. Wenn diese Gase durch die Duftröhren auf deinem Kopf ausströmen, greifen sie das Haar an und bewirken, dass es grau wird. Entferne die wahre Ursache deines grauen Haares, die da heißt Schleim bildende Lebensmittel, und dein Haar wird eine Veränderung erfahren.

Glatze wird verursacht von verklebten Duftröhren auf deinem Kopf. Verklebt wovon? Von Schleim, aus dem Inneren deines Schädels. Wenn der Schleim einmal entfernt wird, öffnen sich die Poren, das Haarwurzel nährende Blut hat wieder Zugang, und dein Haar kann wieder wachsen.

Aber sogar wenn ein Mechanismus existieren würde, der den Schleim vom Inneren deines Schädels entfernen und so die Poren wieder öffnen würde, um dem wachsenden Haar den Weg freizumachen, sogar dann könnte das Haar immer noch nicht wachsen. Warum? Weil der Schleim unverzüglich die Poren oder Duftröhren wieder füllen würde und das Haar könnte nicht durchbrechen, um auf deinem Kopf zu wachsen. Warum würden die Duftröhren auf deinem Kopf wieder unverzüglich mit Schleim gefüllt werden? Wegen des Blutkreislaufs; Schleim ist auch und zuallererst in deinem Blut. Und da dein Blut die entferntesten Winkel deines Körpers erreicht, ist der Schleim auch überall. Reinige dein Blut

deshalb durch eine schleimlose Ernährung. Weil ihre Körper große Mengen Schleim enthalten, neigen glatzköpfige Männer auch mehr zu Herzversagen.
Sehr hilfreich: 3-Stufen-Programm. Empfohlene Säfte: Alle Obst- und Gemüsesäfte, aber besonders Möhre, Luzerne und Kopfsalat.
Dieser Hinweis trifft für alle Krankheiten zu: Faste einmal in der Woche, kaue jeden Bissen, bis er fast flüssig geworden ist im Mund (vollständig vermischt mit Speichel) und verschaffe dir körperliche Ausarbeitung in Maßen (Joga, Jogging, Laufen oder Aerobic) und jeden Tag etwas Meditation.

SCHWANGERSCHAFT

Schwangerschaft ist natürlich keine Krankheit, aber es kann oder könnte eine werden für das ungeborene (und dann geborene) Kind. Wenn die schwangere Frau der Versuchung erliegt, zu rauchen, Alkohol und „soft drinks" oder auch Kuhmilch (besonders, wenn diese homogenisiert oder pasteurisiert ist) zu trinken und wenn sie übermäßig viel konzentrierte Stärken, Getreideprodukte und zuckerhaltige Lebensmittel isst, wird sie, die schwangere Frau, Degeneration und/oder ein mineralisches Defizit beim Kind verursachen. Impfung schwangerer Frauen gegen jegliche Krankheit wird genau diese Krankheit beim Kind hervorrufen. Für den Fall, dass du eine dieser vergifteten schwangeren Frauen bist, folge meinem Rat.
Sehr hilfreich: 3-Stufen-Programm. Empfohlene Säfte: Möhre + Rübe, Kopfsalat, Sellerie.
Und lasse Dein Kind NIEMALS IMPFEN, denn Kinderimpfer sind Kinderschänder!

SCROFULOSE

Das Vorhandensein organischer Stoffe in den verzehrten Lebensmitteln verursacht die Bildung von Eiter in den Drüsen.

Sehr hilfreich: 3-Stufen-Programm. Empfohlene Säfte: Möhre + Sellerie + Petersilie + Spinat, Möhre + Spinat.

SEXUALKRANKHEITEN

Das sind die Bedingungen, die Sexualkrankheiten begünstigen: Übermäßiger Sexualverkehr, der zu Entzündung und geschwächten Organen führt, auch zusätzlich hervorgerufen durch einen Mangel an organischen Nahrungsmitteln. Das Ergebnis sind gestörte Funktionen, das Vorhandensein morbider Stoffe, all das begünstigt die Vermehrung von Keimen und Infektion. Ein sauberer, richtig ernährter Körper kann alle Arten von Keimen enthalten, aber sie haben keine Chance, aktiv zu werden, weil es nicht genügend Abfallstoffe im Körper gibt, sie zu ernähren.

Sehr hilfreich: 3-Stufen-Programm. Empfohlene Säfte: Kopfsalat, Möhre, Kopfsalat + Möhre, Rübe und Möhre.

KRANKHEITEN IN VERBINDUNG MIT SILIKONIMPLANTATEN

Ich vergleiche Krankheiten, die im Zusammenhang mit Silikon stehen, mit HIV, weil das Silikonimplantat das Immunsystem angreifen und unterdrücken kann. Silikon kann sich, wenn es einmal implantiert wurde, von der ursprünglichen Stelle im Körper wegbewegen und eine Geschwulst oder einen Knoten verursachen, zum Beispiel im Unterleib. Silikonimplantate sind lebensbedrohlich. Aber es ist und war immer ein gutes Geschäft. Silikon kann undicht sein bzw. auslaufen. Und es ist eine Tatsache, Silikon LÄUFT bereits aus (ölige Substanz), bevor es implantiert wird. Das führte zu einem Rat oder besser einer Warnung des Herstellers an dessen Verkaufsvertreter: Bevor sie dem Arzt das Silikon vorstellen, trocknen sie es darum mit einem Tuch, so dass er (der Arzt) die ölige Substanz nicht fühlt. Direkte Injektion von Silikon in die Brust ist die schlimmste Methode. Spritzen unter die Augen gegen Falten und ins Gesicht (heute mit Collagen etc.) verursachen Knoten im Gesicht, die wegen des Silikons früher oder später Entstellungen hinterlassen. Plastische Chirurgie kann das nicht korrigieren, weil man das Silikon nicht entfernen kann. Es ist so sehr mit dem Körpergewebe verbunden, dass jeder Versuch, es zu entfernen, ein Wandern des Implantats auslösen kann. Wandernde Silikonimplantate verursachen Krebs, Lupus, Fibromyalgie, Sklerodermie, chronisches Erschöpfungssyndrom usw. Grund: Silikonimplantate laufen aus, werden hart und spießen in die Haut. Viele Frauen nahmen in ihrer Verzweiflung ein Küchenmesser, stießen es sich in die Brust, rissen sich das Brustgewebe auf und versuchten, das Silikonimplantat herauszureißen oder herauszuschneiden. Warum taten sie das? Sie hatten nicht das Geld für plastische Chirurgie oder sie konnten keinen Chirurgen finden, der ihr Implantat entfernen würde, ohne Angst haben zu müssen, verklagt zu werden. So hatten diese armen Frauen keine andere Wahl, als sich selbst aufzuschneiden, das Implantat herauszureißen oder was sie für ein solches hielten. Sie wur-

den in die Notaufnahme gebracht (wegen der lebensbedrohlichen Situation), wo das Implantat entfernt wurde.
Ich sage eine Flut von Zivilklagen voraus gegen die Implantate-Hersteller, welche da sind:
Dow Chemical, Dow Bristol Myers, Mc Gillan Manufecturing, Corning Mentor Manufacturing, CUI und General Electric als Verteiler an die Ärzte. Ich sage noch viel mehr voraus, aber ich möchte den Leser nicht zu sehr erschrecken.
Sehr hilfreich: Verklage die Hersteller und bete zu Gott, dass die Chirurgie das Problem lösen bzw. entfernen wird.

SINUSPROBLEME
Übermäßige Verwendung von Milch (wie auch Stärken und Zucker) verursacht übermäßigen Schleim im Körper.
Sehr hilfreich: 3-Stufen-Programm. Empfohlene Säfte: Kopfsalat, Kopfsalat + Möhre, Möhre, Möhre + Rübe.

SKORBUT
Ungenügende organische Nahrung und eine unausgewogene Ernährung verursachen Schwäche, Anämie sowie weiches, schwammiges Zahnfleisch, welches von den Schleimhäuten her blutet - mit einem Wort : Skorbut.
Sehr hilfreich: 3-Stufen-Programm. Empfohlene Säfte: Pampelmuse, Orange, Zitrone, Kohl.

STERILITÄT
Sterilität wird unter anderem durch Karma verur-

sacht (Abtreibung in einem vergangenen Leben) und ist auch zurückzuführen auf einen Mangel an lebenden, organischen Atomen in der Nahrung, was wiederum die Ansammlung von Schleim im Körper verursacht. Zusammengenommen führen diese Bedingungen zu einem funktionellen Durcheinander des Organismus.

Sehr hilfreich: 3-Stufen-Programm. Empfohlene Säfte: Kopfsalat, Kopfsalat + Möhre, Möhre, Möhre + Rübe.

SYPHILLIS

Spirochaeta-Bakterien sind im Körper vorhanden. Aber sie können nichts ausrichten, es sei denn, sie finden die richtige Art von Abfallstoffen, von denen sie sich ernähren können. Stärke, Fleischprodukte und Milch (homogenisiert, pasteurisiert, aber auch roh) erzeugen die Abfallstoffe, welche die Syphilis-Bakterien ernähren. Ich sage es immer und immer wieder: Iss rohes Obst und Gemüse, trinke frisch gepresste Säfte, und kein Keim kann in dir eine Krankheit verursachen.

Sehr hilfreich: Faste 7 Tage und wende jeden Tag eine Darmspülung oder einen Einlauf an. Trinke während dieser 7 Tage frisch gepresste Obstsäfte während der ersten Tageshälfte und frisch gepresste Gemüsesäfte während der zweiten Tageshälfte. Iss nichts. Iss nach diesen 7 Tagen nur rohes Obst zum Frühstück und rohes Gemüse zum Mittagessen. Kein Abendessen. (So lebte ich lange, und ich bin physisch und geistig sehr stark). Trinke niemals etwas, ausgenommen eine (oder 2) Stunde(n) vor und nach dem Essen. Trinke destilliertes Wasser. Du kannst

auch Mittag essen und ein frühes Abendbrot, kein Frühstück. Iss nicht mehr als zwei vegetarische (rohe) Mahlzeiten am Tag. Mach dir keine Sorgen, sei froh. Ich habe niemals gehört, dass jemand gestorben ist, weil er nur rohes Obst und Gemüse (auch gegart) gegessen und nur rohe Obst- und Gemüsesäfte (und destilliertes Wasser) getrunken hat. Isst du zu viel davon und kaust es nicht gründlich, dann verursacht das, wie bereits erwähnt, FUSEL in deinem Körper.
Empfohlene Säfte: Alle.

TONSILITIS

Wenn die Mandeln überstrapaziert sind, laufen sie Gefahr, entzündet zu werden. Die Mandeln sind der „Bodyguard" des Körpers, die erste Verteidigungslinie und sie kontrollieren den Körpereingang und verhindern, dass zu viele Keime eindringen. Aber im Körper gibt es Abfallstoffe, die sich zu schnell ansammeln und zuallererst Keime anziehen. Ich betrachte die oft unnötige Entfernung der Mandeln durch einen Arzt als eine kriminelle Handlung, ähnlich einer Kastration.

Hier ist der Grund, weshalb: Die Entfernung der Mandeln beeinflusst (wie Kastration) die Veränderung der Persönlichkeit des Kindes oder Erwachsenen zu einem Eunuchen-ähnlichen Individuum. Eine Beobachtung von über 30000 Fällen hat eine häufige, schnelle Degeneration der Körperstruktur gezeigt. Ärzte wie N. W. Walker, Passow, Killian, Halle, Jansen, Albrecht, Gutzman, Hofer, Piehler und Marschik können diese Fakten und Ergebnisse bestätigen.
Sehr hilfreich: 3-Stufen-Programm. Empfohlene Säfte: Kopfsalat, Möhre, Kopfsalat + Möhre, Möhre +

Rübe, Sellerie + Petersilie.

TOXÄMIE

Vergiftung des Körpers a) wegen der Endprodukte von Stoffwechsel und Verdauung, die eine Übersäuerung des Körpers verursachen, b) wegen des Zurückhaltens von Körperabfallstoffen.
Sehr hilfreich: 3-Stufen-Programm. Empfohlene Säfte: Kopfsalat, Rübe, Möhre + Rübe.

THROMBOSE

Wenn ein Blutklümpchen gerinnt und so ein Blutgefäß verstopft, sprechen wir von Thrombose. Thrombose wird fast immer durch das Vorhandensein von Stärkemolekülen (Brot, Getreideflocken usw.) im Blutkreislauf verursacht. Diese Stärkemoleküle sind nicht in Wasser löslich.
Sehr hilfreich: 3-Stufen-Programm. Empfohlene Säfte: Kopfsalat mit dem Zusatz von etwas Seetang, Möhre + Kopfsalat + Spinat, Möhre + Rübe.

TUBERKULOSE

Eine übermäßige Menge Schleim im Körper verursacht die Vermehrung des tuberkulösen Keims, der das Gewebe zerstört. Und was verursacht Schleim? Unter anderem Kuhmilch, roh, homogenisiert und/oder pasteurisiert. Keime lieben Schleim. Entferne den Schleim aus deinem Körper und es werden dir keine Keime mehr schaden.
Sehr hilfreich: 3-Stufen-Programm. Empfohlene Säfte: Kopfsalat, Kopfsalat + Möhre, Möhre + Rübe.

TUMORE
(in Gehirn, Knochen, Leber, Gebärmutter)
Die übermäßige Verwendung von konzentrierten anorganischen Lebensmitteln, hauptsächlich Mehlprodukten, ein Mangel an ausreichend organischen Elementen, zerstörerische negative Denkweisen (lebenslanger Groll, Ärger, Frust usw.) - all das sind Faktoren, die zu allen Arten von Tumoren beitragen.
Sehr hilfreich: 3 - Stufen-Programm. Empfohlene Säfte: Kopfsalat, Kopfsalat + Möhre, Kopfsalat + Seetang, Möhre + Rübe. Lebe in extremen Fällen mehrere Wochen nur von frisch gepressten Obst- und Gemüsesäften. Trinke auch Spinat- und Ananassaft.

THYPHUS
Typhus ist ein mesenterisches Fieber, das im Mesenterium oder mittleren Bauchraum (besonders dem Teil des Bauchfells (Peritoneum), das die meisten Dünndarmabschnitte einhüllt und an die hintere Bauchwand heftet) auftritt und diesen Teil des Körpers beeinflusst.
Typhus wird verursacht durch einen Mangel an bestimmten organischen Elementen im Körper, was Keime anzieht.
Sehr hilfreich: 3-Stufen-Programm. Empfohlene Säfte: Möhre, Möhre + Kopfsalat, Rübe, Möhre + Rübe.

UNDULIERENDES FIEBER
Unverhältnismäßig hohes Fieber ist eine der Möglichkeiten der Natur, Abfallstoffe im Körper zu verbrennen. Die Keime bauen den Abfall ab, eine Aktivität, die vom Körper als Fieber erfahren wird. Keime lieben eben pasteurisierte Milch. Oder: Kein Ab-

fall - kein Fieber!
Sehr hilfreich: 3-Stufen-Programm. Empfohlene Säfte: Möhre, Kopfsalat + Möhre, Rübe, Rübe + Möhre, Gurke, Brombeere, Wassermelone.

URÄMIE
Urämie ist das Auftreten von Harnausscheidungen und / oder Harnstoff im Blut.
Sehr hilfreich: Reinige dein Blut mit dem 3-Stufen-Programm. Empfohlene Säfte: Möhre + Rübe, Kopfsalat, Kopfsalat + Möhre, Sellerie + Petersilie, Gurke, Apfel.

VERFETTUNG
Wenn sich Fettzellen übermäßig um ein Organ herum anordnen.
Sehr hilfreich: 3-Stufen-Programm. Empfohlene Säfte: Kopfsalat, Kopfsalat + Möhre, Möhre + Rübe.

VERSTOPFUNG
Verstopfung ist ein Mangel des Zusammenwirkens der Nerven- und Muskelfunktionen des Dickdarms und des restlichen Darmtrakts. Das ist eine Folge der Verwendung abgeschwächter Lebensmittel in der Ernährung, was Darmträgheit verursacht.
Sehr hilfreich: 3-Stufen-Programm. Empfohlene Säfte: Rhabarber, Backpflaume, Feige.

VORFALL VON ORGANEN
Ungeeignete Ernährung oder Verlust des Spannungszustandes im Nerven- und Muskelsystem kann bewirken, dass ein Organ seine ursprüngliche Position verliert.

Sehr hilfreich: 3-Stufenprogramm. Empfohlene Säfte: Kopfsalat, Kopfsalat + Möhre, Möhre + Rübe.

WAHNSINN
Übermäßige Gifte im Körper und unzulängliche organische Nahrung bringen das mentale Nervensystem durcheinander. Andere Ursachen sind, wie bei jeder anderen Krankheit, Karma und auch Ängste, Ärger und ähnliche Störungen.
Sehr hilfreich: Esoterische Beratung, 3-Stufen-Programm. Empfohlene Säfte: Kopfsalat, Kopfsalat + Möhre, Rübe.

WASSERSUCHT
Unzulängliche oder ungenügende Ausscheidung über die Nieren verursacht übermäßiges Wasser im Körper oder Wassersucht.
Sehr hilfreich: 3-Stufen-Programm. Empfohlene Säfte: Sellerie, Löwenzahn, Möhre + Spinat, Zwiebel.

WECHSELJAHRE
Unter Wechseljahren versteht man das endgültige Ausbleiben der Menstruation, normalerweise zwischen 40 und 50 Jahren. Aber es würde überhaupt keine Wechseljahre geben, wenn die meisten Frauen nicht die Hälfte ihres Lebens (40 - 50 Jahre) zerstörerische Lebensmittel gegessen hätten.
Sehr hilfreich: 3-Stufen-Programm. Empfohlene Säfte: Kopfsalat, Kopfsalat + Möhre, Zitrone + heißes Wasser, Spinat, Rübe.

WINDPOCKEN
Das Virus braucht Schleim, um zu überleben.

Schleim entsteht aus den Rückständen der Verdauung von Milch und konzentrierten Stärken und Zucker. Ein Kind, das mit Kuhmilch, Getreideflocken, Brot und Pudding ernährt wird, ist der perfekte Nährboden und das perfekte Ziel für Windpocken und jetzt auch für AIDS. Deshalb müssen Windpocken nicht anders behandelt werden als eine normale Erkältung.

Sehr hilfreich: 3-Stufen-Programm. Empfohlene Säfte: Kopfsalat, Möhre, Rübe.

WÜRMER

Würmer sind hartnäckige Gegner. Lass es mich dir erklären. Es gab den Fall einer jungen Frau von ca. 26 Jahren. Nach 28 aufeinander folgenden Dickdarmspülungen (eine pro Tag) ging eine Menge Würmer, so groß wie die Faust eines Mannes, ab. Nachdem die Würmer abgegangen waren, kehrten ihre epileptischen Anfälle niemals wieder.

Sehr hilfreich: Im Falle von Würmern im Dickdarm (besonders im Appendix) : Faste 3 Tage, gehe durch das gesamte 3-Stufen-Programm und wende jeden Tag eine Dickdarmspülung an, bis die Würmer abgegangen sind. Mach das nur, wenn du sicher bist, dass du Würmer hast. Dehne in extremen Fällen die Fastenperiode auf 7 Tage aus. Empfohlene Säfte: Knoblauch, Zwiebel, Granatapfel, Aprikose.

NACHTRAG

„Empfohlene Säfte" bedeutet nicht, dass du während der Behandlung und später nicht auch andere Säfte trinken sollst, sondern, dass du dich mehr auf die „empfohlenen Säfte" konzentrieren solltest, bis die Krankheit verschwunden ist. Als Regel und ungeachtet der unterschiedlichen Meinung der „Ernährungsexperten" können wir feststellen, dass das menschliche Wesen absolut in der Lage ist, ausschließlich und glücklich von rohem Obst, Gemüse und Nüssen zu leben und nur frisch gepresste Obst- und Gemüsesäfte und Wasser (destilliertes, wenn möglich) zu trinken. Ich persönlich schlage vor: Eine leichte vegetarische Mahlzeit am Tag und trinke nur Wasser.

SONNENLICHT - DER UNIVERSELLE HEILER

Auf meiner Suche nach dem Heilmittel für AIDS und Krebs fallen mir Dinge ein, Fakten, die ich nun buchstäblich in anderem Licht sehe. Ich meine SONNENLICHT. Ich bin mehr als jemals zuvor davon überzeugt, dass Sonnenlicht (UV-Licht) ein universeller Heiler für fast alle Krankheiten ist. Warum empfehlen dann die Ärzte das Sonnenlicht nicht? Weil sie mit solch einem Rat kein Geld machen können. Deshalb. Nur wenn du krank bist, bist du für die Ärzte von Interesse. Aber wollen wir nicht zu emotional werden. Wollen wir bei den Fakten bleiben.
Hier sind die Ergebnisse meiner Forschungen: Ich las

in den „Medical World News“ (Ausgabe vom 7. Februar) über eine Krebsbehandlung, durchgeführt im Massachusetts General Hospital. Die Ärzte hatten 11 Patienten mit UV-Licht behandelt. Die Patienten litten an bösartigem Hautkrebs (Mycosis fungoides). Bei 10 von 11 Patienten war eine 95%-ige Krebs-Eliminierung zu beobachten. Andere Berichte aus einem Krankenhaus in New York City zeigen, dass Leukämie-Patienten erfolgreich mit ultraviolettem Licht behandelt wurden. Personen, die nackt im Sonnenlicht badeten (1-2 Stunden am Tag), wurden von Krebs und anderen Krankheiten wie Herpes, Lupus usw. geheilt. Augentumore wurden mit UV-Licht-Theraphie geheilt und mit natürlichem Sonnenlicht nachbehandelt. SONNENLICHT verursacht keinen Hautkrebs. SONNENBRAND kann Hautkrebs verursachen. Außerdem: Wer hat dir gesagt, du sollst 10 Stunden in der Sonne liegen oder in diese starren? Schau nicht direkt in die Sonne, aber erlaube dem heilenden Sonnenlicht, über deine Augen einzudringen und die Hirnanhangdrüse zu aktivieren. Ich setzte einige Männer dem natürlichen Sonnenlicht aus. Das Ergebnis war überwältigend. Die Anzahl ihrer weißen Blutkörperchen stieg innerhalb von Tagen.

Ein Bericht im Britischen Journal der experimentellen Pathologie zeigt, dass Brustkrebs bei Mäusen um 50% reduziert wurde, indem man sie dem UV-Licht aussetzte. Tatsache ist: UV-Licht, das über die Augen eintritt, stimuliert das Immunsystem. Wirf deine Sonnenbrille weg. Sonnenbrillen verursachen Krebs, denn sie verhindern, dass das natürliche UV-Licht durch deine Augen in den Körper eintritt und die Hirnanhangdrüse aktiviert, was dein Immunsystem stärken würde. Kontaktlinsen schwächen das Immunsystem, genauso wie elektronische Geräte (Computer, Fernsehbildschirme usw.). Obwohl die meisten Ärzte und Arzneimittelgesellschaften das wissen, werden sie es dir nicht sagen. Rate warum. Dr. Helen Shaw, Ärztin, Krankenhaus Sydney, schreibt: „Die Menschen, die am seltensten an Hautkrebs erkranken, waren die, deren hauptsächliche Beschäftigung im Freien im SONNENBADEN bestand."

Die medizinische Welt belügt dich hinsichtlich der heilenden Kraft des UV-Lichts. Sie sagen, Sonnenlicht verursache Krebs. Wie können sie das beweisen? Folgendes ereignete sich am Medizinischen College in Virginia, Richmond: Sie stellten Affen ruhig und zwangen sie, mit weit geöffneten Augen 24 Stunden (!) in eine 2500-Watt-Xenonlampe, die einen höheren Anteil an UV-Licht ausstrahlt, zu starren. Abgesehen von der Tatsache, dass ich hoffe, dass diese Ärzte in ihrem nächsten Leben als Versuchstiere leiden müssen, kann diese Studie wirklich unter „Affengeschäft" registriert werden. Es gibt noch eine Affenlüge. Affen sind der Sündenbock der Wissenschaft. Nicht nur, dass sie für AIDS verantwortlich gemacht werden, sie werden auch benutzt, um die Anstrengungen der medizinischen Industrie, dich vom Sonnenlicht fernzuhalten, zu unterstützen.

Dabei kann Sonnenlicht buchstäblich dein Leben retten. Es stärkt das endokrine und das Immunsystem. Eine andere Studie über Candida und Licht bestätigt:

„Schwarzes UV-Licht hemmte Zellwachstum in allen Arten." Ich hörte von einem Dr. Ott, der dafür angegriffen wird, dass er über die heilende Kraft des Sonnenlichtes schreibt. Ich hoffe, dass diese Botschaft mehr und mehr Menschen erreichen wird. Wenn du krank bist, halte dich fern von Ärzten und Krankenhäusern und lass' den Sonnenschein herein.

ABER: Um das AIDS- oder jedes andere Virus definitiv abzutöten, denke ich, muss man seine T.R.S. oder Tödliche Schwingungsrate bestimmen und es mit elektromagnetischen Schwingungen bestrahlen und so zertrümmern. Bis dahin ist die Ozon-Theraphie der hauptsächliche und universelle Heiler aller viralen Krankheiten. Ich bin überzeugt davon, dass Magic Johnson Ozonbehandlung erhielt und erhält. Das ist der Grund dafür, dass er noch lebt und dass es ihm gut geht. Er kann vielleicht sogar wieder HIV-negativ sein und traut sich nur nicht, das jemandem zu sagen.

Lieber Leser!

Hier endet das Buch. Möge es dir zum Segen gereichen. Vergiss bitte niemals: Du bist ein GEISTIGES Wesen, umgeben mit einer fleischlichen Hülle, die du als KÖRPER wahrnimmst. Der Körper ist vergänglich, der Geist zeitlos, ewig, unerschaffen, unsterblich. Bedenke dies bitte und gebe dem Körper, was des Körpers ist, aber auch DEM GEIST, WAS DES GEISTES ist.

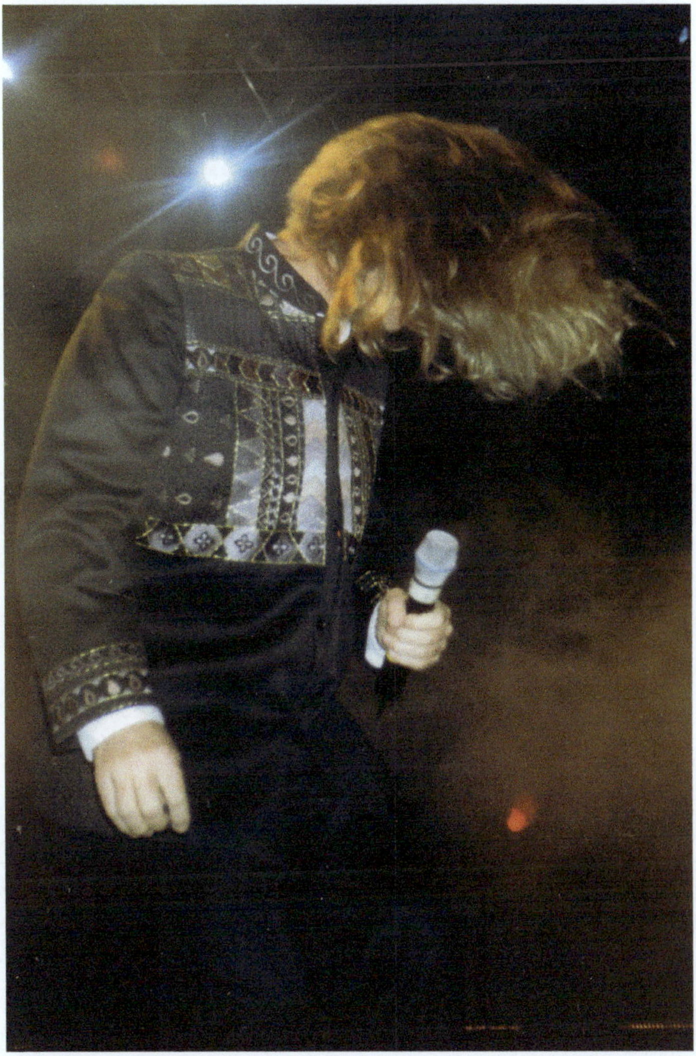

Liebe und Licht, LANOO (Christian Anders)

Anhang
Was Sie zu diesem Thema auch lesen sollten

Christian Anders: Der Impfwahnsinn
Impfen - die Lüge des Jahrhunderts

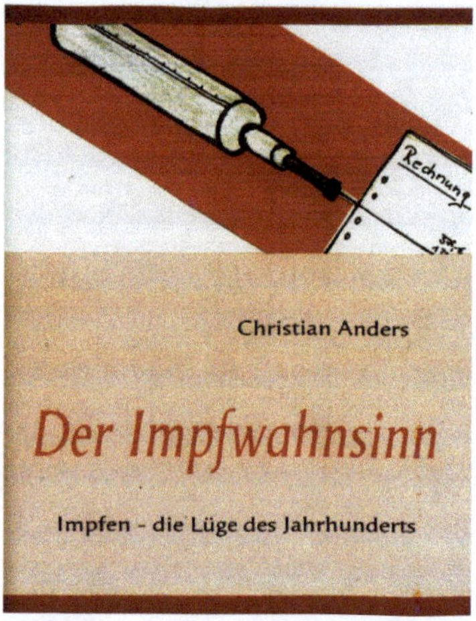

ISBN: 978-3-937699-30-1

"Nichts macht ein Volk impfwilliger als die Angst vor Epidemien." Christian Anders

Ich, Christian Anders, behaupte: Impfungen sind Panikmache und Geldschneiderei, verursacht von gewissenlosen, gierigen Bossen der Pharmakonzerne. Impfungen sind völlig nutzlos, aber nicht wirkungslos, denn sie bewirken jede Menge Krankheiten, die oft erst in sehr spätem Stadium bzw. Alter auftreten. Darum betrachte ich z.B. Impfungen an Kindern als schwere Kindesmisshandlung, die man gesetzlich verbieten bzw. bestrafen sollte. Es gibt KEINERLEI STUDIEN, die den Nutzen von Impfungen ernsthaft belegen. Es gibt aber sehr wohl Studien zur Wirkungslosigkeit von Impfungen. Und wenn es nur die Wirkungslosigkeit wäre, das ginge ja noch...

Christian Anders: Der Mann, der Aids erschuf

Aids - die Biowaffe der Zukunft?

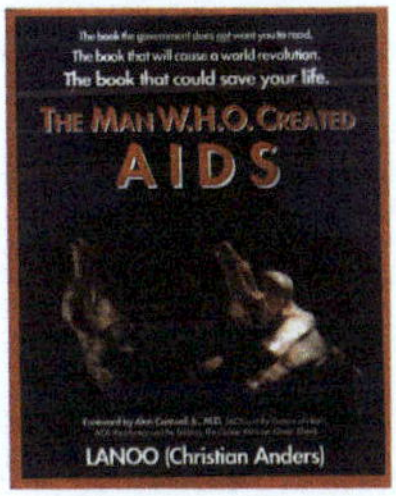

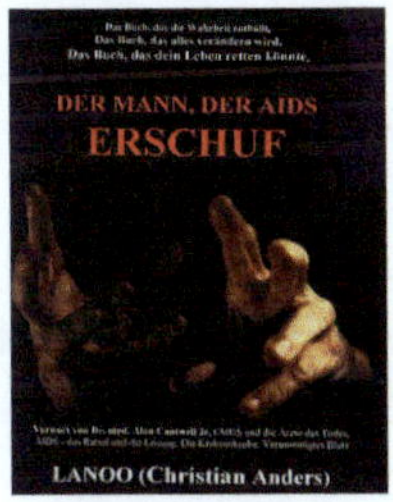

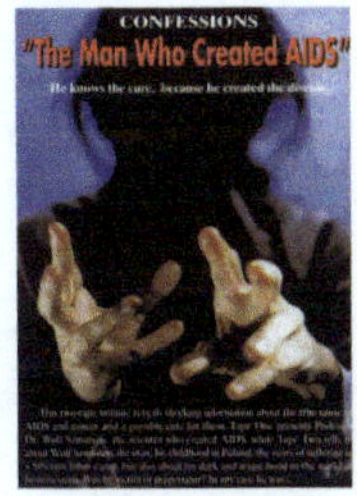

Mit diesem Thema wurde Christian Anders in Amerika konfrontiert. In seiner wöchentlichen TV-Show "Lanoo on The Book of Light" interviewte er Alan Cantwell jr., Arzt, und Robert B. Strecker, Arzt. Sie erklärten in seiner Show, dass Aids eine künstlich erzeugte Krankheit sei, geschaffen in Laboratorien und injiziert in Homosexuelle und Schwarzafrikaner. Drei Jahre lang stellte Lanoo Nachforschungen an. Alle Untersuchungen führten zu einem Mann - Dr. Wolf Szmuness und zu dem Buch "THE MAN W.H.O. CREATED AIDS"), erschienen 1993 in den USA in englischer Sprache). Die Übersetzung von Elke Straube erschien 1999 im deutschen Buchhandel unter dem Titel "DER MANN, DER AIDS ERSCHUF".

Doch damit nicht genug. Zum Buch schrieb Christian Anders ein Ein-Mann-Theaterstück, das er mehr als 100 Mal im Complex Theater Hollywood gespielt und damit in der amerikanischen Presse für das entsprechende Echo gesorgt hat. Das Theaterstück ist auf DVD erhältlich (elke.straube@web.de), besteht aus 2 DVD (240 min. Laufzeit, englische Sprache), enthüllt Schockierendes über die wahre Ursache von Aids und Krebs und informiert über ein mögliches Heilmittel. DVD 1 präsentiert Prof. Dr. Wolf Szmuness, der Aids erschuf (gespielt von Christian Anders), DVD 2 erzählt mehr über diesen Mann, dessen

Kindheit, seine Jahre des Leidens in einem sibirischen Arbeitslager und seine Arbeit als Wissenschaftler. Sie zeigt seine tragische Verbindung zur Welt der Homosexuellen und stellt die Frage: War er Opfer oder Vollstrecker? Auf jeden Fall war er der Mann, der Aids erschuf...

Mayr Heilfasten- und Entgiftungskliniken

Ich präsentiere Ihnen einige Mayr Kliniken und deren Webadressen. Es handelt sich um Beispiele und erhebt keinen Anspruch auf Vollständigkeit. Die Kuren können sowohl in diesen Kliniken als auch zuhause unter ärztlicher Aufsicht durchgeführt werden.

Kurgästehaus Behmann - Heilfasten im Allgäu
www.mayr-kur.com

F.X. Mayr-Kneippkur Landhaus Sebastian
www.f-x-mayr-kur.de

Mayr-Kur ... Heilfasten mit Milch und Semmeln
www.heilfastenkur.de

F.X. Mayr-Kur / Die moderne Mayr-Medizin
www.mayr-kur.de

F.X.Mayr-Kur Landhaus Pankraz
www.pankraz-mayr-kur.de

F.X.MAYR ZENTRUM BODENSEE
www.fxmayr-zentrum.com

Mayr-Kur, Wellness, Heilfasten im Kurzentrum Burghalde in Alpirsbach
www.mayrkuren.de

Die ganz besondere Empfehlung, und nicht nur für Kinder!

Das Buch des Lichts für Kinder

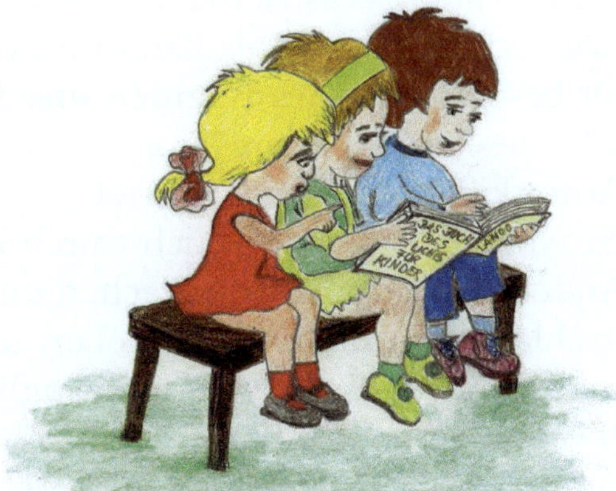

von

LANOO

(Christian Anders)

Das Buch des Lichts für Kinder ist eigentlich auch der ideale Einstieg für Erwachsene, denn dieses Buch erklärt die Basis der Lehre leicht verständlich. Von diesem Grundwissen ausgehend ist es auch für Erwachsene leichter, die gesamte Lehre des Buches des Lichts, also alle zehn Bände, zu verstehen.
Rückblickend auf seine eigene Kindheit, wendet sich Christian Anders direkt an die Kinder, die (wie er

damals) Fragen haben, die von den Erwachsenen nicht oder nicht ausreichend beantwortet werden. Das sind Fragen wie: Wo komme ich her? Wer bin ich? Was mache ich hier? Was ist denn meine Zukunft? Bin ich wirklich tot, wenn ich sterbe? Der Autor schreibt dazu: "Auf solche Fragen erntete ich oft verwunderte, ja zum Teil fast böse Blicke. Wie kann der Kleine es wagen, einen solchen Unsinn zu fragen? Ich fragte auch: Was ist die Sonne? EINE Frage aber bewegte mich bereits als Kind und dann als Jugendlicher besonders: **Warum leiden unschuldige Menschen?"** Diese und andere Fragen werden im Buch von Autor kindgemäß beantwortet.
Erzieherisch wertvoll wird das Buch durch die von Christian Anders erteilten, ganz einfachen und praktischen Ratschläge für das tägliche Leben und den Umgang miteinander. Er warnt eindringlich vor Missbrauch von Drogen, Alkohol und Zigaretten und begründet diese Warnung auch. Ausgehend von der Lehre von Karma und Reinkarnation, die leicht verständlich erklärt wird, appelliert er geradezu an die Kinder, NIEMALS BÖSES zu tun, ja nicht einmal Böses zu denken. Er sagt ganz eindringlich: "Wenn du anderen Gewalt antust oder etwas stiehlst, was auch immer du tust - früher oder später kommt es zu dir zurück!" Und er beendet das Buch ganz eindeutig: "Beginne JETZT damit, diesen Kreislauf des Bösen zu unterbrechen, indem du von heute an nur noch GUTES tust. Das mag dir nicht immer gelingen, doch mit der Zeit wird es dir immer leichter fallen. Dann wird auch DIR nur Gutes geschehen, spätestens dann, wenn die Welle des alten, negativen Karma ausgelaufen ist."

Bestellen und mehr Info

Bücher, Hörbücher, CD und DVD

Verlag Elke Straube
01778 Geising
Lindenallee 18
Fon: 0174/13 34 337
Fax: 035056/23784
Internet: www.straube-verlag.com
mail: elke.straube@web.de

Bestellen:
www.amazon.de
elke.straube@web.de
oder in jeder Buchhandlung!

Mehr über die Bücher von Christian Anders:

www.alle-religionen-vereint.com
www.christiananders.com
www.straube-verlag.com
www.amazon.de

Hinweis

Das Buch versteht sich als Ratgeber. Weder Autor noch Verlag wollen dazu anregen, damit den Rat eines Arztes zu ersetzen.